DARMKREBS VORBEUGEN

Ein umfassender Leitfaden zu Diagnose, Behandlung und darüber hinaus.

Stella O. Maurice

ERHALTEN SIE ZUGANG ZU WEITEREN BÜCHERN VON MIR

INHALTSVERZEICHNIS

EINFÜHRUNG

„Brooke ist der Inbegriff von Kraft und Gesundheit. Sie strahlt Anmut und Glück aus. Brooke liebt die Natur. Sie lebt in einer abgelegenen Stadtgegend, die es ihr ermöglicht, einen Garten zu besitzen. Als 52-jährige Frau widmete sie ihre Tage Sie kümmerte sich um ihren blühenden Garten und unternahm gemütliche Spaziergänge durch ihre Stadt. Für Brooke war die Vorstellung von Krebs nur ein Klatsch, etwas, das anderen Menschen passierte, ihr aber nicht.

Brooke war immer sehr zufrieden mit ihrer gesunden Ernährung und ihrem geschäftigen Lebensstil. Sie pflegt ein lebendiges soziales Umfeld und ist als Ernährungsexpertin der Stadt bekannt. Frisches Gemüse aus ihrem Garten gab es reichlich und sie verteilte es großzügig an Freunde und Nachbarn.

Das Leben spielte seine Karten, als Brooke begann, unerklärliche Veränderungen in ihrem Gesundheitszustand zu erleben. Sie begann unter anhaltender Erschöpfung, unerklärlichem Gewichtsverlust und Magenbeschwerden zu leiden. Sie dachte zunächst, dass diese Empfindungen durch Stress, Alterung oder gelegentliche Magen-Darm-Beschwerden verursacht werden könnten. Aber Darmkrebs war das Letzte, woran sie dachte, was verständlich war, wenn man bedenkt, dass *die Krankheit ähnliche Symptome wie andere Krankheiten aufweist.*

Ohne Sarah, ihre engste Freundin, die sie so lange anstupste, bis sie zustimmte, das Krankenhaus zu besuchen, hätte Brooke ihre Selbstvermutung fortgesetzt.

Die Prognose war unerwartet. Die unerwartete Nachricht, die Brooke nie erwartet hätte, als sie in ihrer Arztpraxis saß, war: „Sie haben Darmkrebs." Ihre Welt hatte sich unwiederbringlich verändert, der Raum schien zu wirbeln und das Wort „Hörensagen" bekam eine neue Bedeutung.

Ihre erste Reaktion war Ungläubigkeit und Wut. Sie hatte ihr Leben der Gesundheit und dem Wohlbefinden gewidmet; Wie konnte ihr das passieren?

Was ist Darmkrebs?

Der Dickdarm und das Rektum sind die beiden Teile, die den Dickdarm im Verdauungssystem bilden. Der Dickdarm, der erste Teil des Dickdarms, ist der Ort, an dem Wasser und Nährstoffe aufgenommen werden. Feste Abfälle lagern sich schließlich im Rektum, der letzten Region, ab, bevor sie den Körper durch den Anus verlassen.

Der Begriff „Dickdarmkrebs" oder „Kolorektalkrebs" bezieht sich auf die unkontrolliert und falsch wachsenden Zellen, die den Dickdarm und das Rektum auskleiden. Obwohl dieser Krebs in jedem der beiden Teile entstehen kann, beginnen die meisten davon als stille Tumoren im Dickdarm. Bis diese Tumoren groß werden, können sie langsam wachsen und keine Symptome zeigen.

Der Enddarm oder Dickdarm kann von Darmkrebs betroffen sein, der manchmal auch als Darmkrebs bezeichnet wird. Dies geschieht, wenn normale Zellen im Dickdarm oder Rektum beginnen, sich unkontrolliert zu vermehren oder zu verändern. Dadurch entwickeln sich Knoten, sogenannte Tumore. Diese Tumoren können zunächst harmlos sein. Dies weist darauf hin, dass der Tumor zwar wachsen kann, sich aber nicht in andere Dickdarmregionen ausbreitet und wahrscheinlich keine Probleme verursacht. Andererseits können sich die Tumoren zu bösartigen Tumoren entwickeln, wenn sie nicht schnell gefunden und behandelt werden.

Ein Tumor gilt als bösartig, sobald er Krebs entwickelt. Erschwerend kommt hinzu, dass ein bösartiger Tumor möglicherweise wachsen und sich auf andere Körperteile ausbreiten kann.

Normalerweise dauert es Jahre, bis sich ein Tumor, der nicht krebsartig ist, manifestiert, bevor er krebsartig wird. Gutartige

Tumoren können jedoch gelegentlich innerhalb von Monaten oder Jahren bösartig werden. Aus diesem Grund ist ein routinemäßiges Screening auf Darmkrebs von entscheidender Bedeutung.

Collins war der Schatten des Darmkrebses nicht fremd. Für ihn war es nicht nur eine lebensbedrohliche Krankheit, sondern eine lebenslange Krankheit. Nachdem er mit 64 seinen Großvater und mit 51 seinen alkoholliebenden Vater an Darmkrebs verloren hatte, wurde ihm klar, dass es an der Zeit war, die Kontrolle über seine Gesundheit zu übernehmen und sich diesem schwierigen Gegner zu stellen, als er Mitte vierzig war.

Als Kind musste Collins mit ansehen, wie sein Großvater unter den Schmerzen schmachtete, die ihm Darmkrebs zugefügt hatte. Er sah auch, wie sein Vater wegen Darmkrebs kämpfte. Obwohl er nicht viel über andere weitere Familienmitglieder wusste, wusste er, dass die Darmkrebszelle in seiner Familie genetisch bedingt war. Den Kampf seines Vaters und seines Großvaters zu beobachten, war eine ernüchternde Erinnerung an seine mögliche Zukunft und zugleich eine warnende Geschichte.

Diese Familiengeschichte gab Collins die Motivation, sich entschieden für die Darmkrebsvorsorge einzusetzen. Er sprach mit einem genetischen Berater, der seine erbliche Veranlagung bestätigte. Ausgestattet mit diesem Verständnis begann er weit vor dem empfohlenen Alter mit Routineuntersuchungen und unterzog sich Koloskopien und Gentests, um die Präzision seiner Risikobewertung zu verbessern.

Collins erhielt eine düstere Nachricht, als er die Ergebnisse einer seiner Untersuchungen erhielt. Er hatte einen präkanzerösen Polypen, der sich ohne Behandlung möglicherweise zu einer bösartigen Erkrankung entwickelt hätte. Aufgrund seiner Liebe zum Detail wurde der Polyp jedoch während der Koloskopie entfernt, was möglicherweise eine schlimme Prognose verhinderte.

Weltweit nimmt die Inzidenz von Darmkrebs zu, dennoch geht man davon aus, dass die Früherkennung die Heilungschancen erhöht. Daher ist eine frühzeitige Erkennung von entscheidender Bedeutung. Es ist allgemein bekannt, dass Patienten mit begrenzten Krebstumoren oder Patienten, deren Krebs früh erkannt wurde, eine höhere 5-Jahres-Überlebensrate bei Darmkrebsfällen haben als Patienten, deren Krebs sich ausgebreitet hat. Insbesondere liegt die 5-Jahres-Überlebensrate bei Darmkrebs im Frühstadium bei 90 % oder mehr, was bedeutet, dass Personen mit dieser Krebsart eine sehr hohe Überlebenschance haben, wenn sie eine frühe Diagnose erhalten.

Umfang des Buches

Darmkrebs stellt für Millionen Menschen weltweit eine ernsthafte Bedrohung dar. Dennoch gibt es trotz der weiten Verbreitung der Krankheit Hoffnung – Hoffnung in die Methode der Prävention. „Darmkrebs vorbeugen" ist ein informatives und umfassendes Buch, das die Tiefen dieser heimtückischen Krankheit erforscht und unschätzbares Wissen und Methoden vermittelt, die es Menschen ermöglichen, die Verantwortung für ihre Gesundheit zu übernehmen und ihr Darmkrebsrisiko zu senken.

Für Personen, die das Ausmaß von Darmkrebs und die zahlreichen Variablen, die sein Wachstum beeinflussen, verstehen möchten, ist dieses Buch eine Goldgrube an Informationen. Es beginnt damit, die komplexe Natur von Darmkrebs zu entschlüsseln und etwaige Unklarheiten über die zugrunde liegenden Ursachen, erblichen Veranlagungen und Umweltfaktoren auszuräumen. Durch eine verständliche und unkomplizierte Sprache werden die Leser die Nuancen der Krankheit verstehen und so den Weg für eine fundierte Entscheidungsfindung ebnen.

„Prävention von Darmkrebs" untersucht eine Vielzahl von Präventionsstrategien, die über die einfache Sensibilisierung hinausgehen und von Ernährungs- und Lebensstilentscheidungen bis hin zu Früherkennungsmethoden und Screening-Initiativen reichen. Es bietet praktikable Ratschläge zur Führung eines gesunden Lebensstils, unterstützt durch Forschung, einschließlich Ernährungsvorschlägen, Fitnessplänen und Techniken zur Stressreduzierung.

Darüber hinaus stellt das Buch den Lesern nützliche Werkzeuge zur Selbsteinschätzung zur Verfügung, die es ihnen ermöglichen, ihre besonderen Risikofaktoren zu erkennen und zu entscheiden, wann und wie sie ein Screening und eine Überwachung durchführen. Darüber hinaus werden die neuesten Entwicklungen in der Diagnosetechnologie und die Bedeutung von Routineuntersuchungen zur frühzeitigen Erkennung möglicher Probleme behandelt.

Eine Fülle von Informationen, Inspirationen und nützlichen Ratschlägen finden Sie in „Darmkrebs vorbeugen", die alle darauf abzielen, die Belastung durch diese schwierige Krankheit zu verringern. Es dient als Leitfaden für Menschen, die ihren Weg durch die verwirrende Welt der Darmkrebsprävention und in eine gesunde, krebsfreie Zukunft finden möchten.

KAPITEL 1

Struktur des Dickdarms und des Mastdarms

Der Dickdarm umfasst den Dickdarm, das Rektum und den Anus. In den letzten Phasen der Nahrungspassage durch Ihr Verdauungssystem setzt sich alles als ein langer Schlauch fort, der im Dünndarm beginnt.

Der Magen-Darm-Trakt (GI), ein langer, röhrenförmiger Kanal, den die Nahrung in Ihrem Verdauungssystem durchläuft, endet im Dickdarm. Lebensmittelabfälle verlassen Ihren Körper durch den Analkanal, wo sie nach dem Verlassen des Dünndarms enden. Lebensmittelabfälle werden in Exkremente umgewandelt, gespeichert und schließlich im Dickdarm, auch Dickdarm genannt, ausgeschieden. Dazu gehören der Dickdarm, das Rektum und der Anus. Der Begriff „Kolon" kann sich auch auf den gesamten Dickdarm beziehen.

Obwohl der Dickdarm ein einzelner, langer Schlauch ist, finden in verschiedenen Abschnitten des Dickdarms verschiedene Prozesse statt. Der Dickdarm, das Rektum und der Anus sind seine drei Abschnitte. Es gibt weitere Unterteilungen im Dickdarm. Der Blinddarm ist der Eintrittspunkt, der etwa 15 cm lang ist. Der aufsteigende Dickdarm (der sich nach oben bewegt), der Querkolon (der sich nach links bewegt), der absteigende Dickdarm (der nach unten wandert) und das Sigma (der nach rechts zurückgeht) bilden die verbleibenden Segmente des Dickdarms .

Menschen haben unterschiedliche mentale Unterteilungen des Dickdarms, da es keine physische Unterteilung zwischen den Segmenten gibt. Für manche ist der Dickdarm der gesamte Verdauungstrakt ohne Anus. Der Dickdarm, das Rektum und der Blinddarm werden auch als die drei Abschnitte des Dickdarms bezeichnet. Alternativ wird es auch als Dickdarm bezeichnet, obwohl damit das Rektum, der Blinddarm und der verbleibende Teil des Dickdarms gemeint sind.

Funktion des Dickdarms

Wenn der Dickdarm Nahrung aus dem Dünndarm erhält, hat die Nahrung den Verdauungsprozess durchlaufen, ist verflüssigt und die meisten ihrer Nährstoffe wurden absorbiert. Die restliche Nahrung muss im Dickdarm dehydriert werden, damit sie zu Stuhl wird. Dies erreicht es, indem es nach und nach Elektrolyte und Wasser aufnimmt, während sein Muskelsystem den Abfall nach vorne schiebt. In der Zwischenzeit wird der chemische Teil der

Verdauung durch Bakterien abgeschlossen, die sich in Ihrem Dickdarm befinden und sich von den Abfällen ernähren, um sie weiter abzubauen.

Blinddarm

Der Anfang eines Dickdarms wird Blinddarm genannt. Die Ileozökalklappe, ein winziger Schlauch an der Seite des Blinddarms, ermöglicht den Einzug des Dünndarms, weshalb das Ende des Blinddarms tatsächlich wie ein Beutel verschlossen ist. Der breiteste Teil des Dickdarms befindet sich in diesem Beutel, der die ersten sechs Zoll des Dickdarms ausmacht. Dies ist der Haltebereich, in dem Nahrung vom Dünndarm in den Dickdarm gelangt. Die Muskelkontraktionen des Dickdarms beginnen, wenn sich der Blinddarm füllt.

Doppelpunkt

Die Nahrung bewegt sich über den Querkolon bergauf und schließlich seitwärts über den aufsteigenden Dickdarm. Der Dünndarm ist innen gewunden und wird von diesen Segmenten umrahmt. Die Nahrungsabfälle, die in den absteigenden Dickdarm gelangen, bestehen hauptsächlich aus Feststoffen, da das restliche Wasser und die Elektrolyte im aufsteigenden Dickdarm und im transversalen Dickdarm absorbiert werden. Wenn Lebensmittelabfälle trocken werden, sondert der Dickdarm

Schleim ab, um ihn zu binden und zu schmieren, sodass er leichter passieren kann.

Ähnlich wie der Dünndarm nutzt der Dickdarm periodische Muskelkontraktionen, um die Nahrung nach vorne zu schieben und sie gleichzeitig gegen die Schleimhaut zu wirbeln. Der Langdarm verarbeitet dieses Material jedoch mit einer Geschwindigkeit von etwa 24 Stunden. Auch hier erfolgt die Verdauung, allerdings nicht mit Hilfe von Enzymen wie im Dünndarm. Hier werden die restlichen Kohlenhydrate von nützlichen Darmbakterien abgebaut, um lebenswichtige Vitamine (B und K) zu erzeugen, die dann über die Schleimhaut aufgenommen werden. Es erfordert mehr Zeit.

Funktion des Rektums

Rechts

Die Speisereste sehen wie normaler Kot aus, wenn sie durch den Sigma das Rektum erreichen. Nun bestehen die Exkremente aus Wasser, Schleim und unverdaulichen Trümmern, die aus Ihrer Darmschleimhaut ausgeschieden wurden. Ungefähr 5 Unzen der 16 Unzen flüssiger Nahrung, die in den Dickdarm gelangen, würden immer noch in Form von Kot vorliegen. Der Harndrang wird ausgelöst, wenn Stuhl in den Enddarm gelangt. Die

Massenmuskelbewegungen des Dickdarms setzen sich auf diese Weise auf natürliche Weise fort.

Anus

Der Kanal, durch den Ihre Exkremente Ihren Körper verlassen, wird Anus genannt. Ein muskulöser Schließmuskel verschließt es auf beiden Seiten. Der innere Schließmuskel im Inneren gibt Abfallprodukte automatisch frei. Wenn es soweit ist, können Sie den Kot durch die Kontrolle des äußeren Schließmuskels loslassen. Der innere Schließmuskel entspannt sich als Reaktion auf Nervensignale, wenn der Stuhlgang im Rektum den Stuhldrang auslöst.

Die Rolle des Dickdarms und des Mastdarms im Verdauungssystem

Zusätzlich zu seinen zahlreichen anderen Funktionen ist der Dickdarm sowohl für die Verdauung als auch für die Beseitigung von Abfallstoffen unerlässlich. Die fünf Bestandteile eines Dickdarms härten den Kot aus, sammeln Nährstoffe und Wasser und transportieren Abfallstoffe in Richtung Rektum.

Die meisten Darmbakterien, die bei der Verdauung von Stoffen helfen, die der Körper nicht selbst verarbeiten kann, befinden sich auch im Dickdarm.

Das Rektum und der Dickdarm entfernen Abfallstoffe aus dem Körper, produzieren und speichern Stuhl und sammeln Wasser und einige Nährstoffe aus der Nahrung und dem Getränk, die wir zu uns nehmen.

Teilweise zersetzte oder verarbeitete Nahrung gelangt vom Dünndarm in den Dickdarm. Um Nahrung durch den Dickdarm und das Rektum zu transportieren, ziehen sich bestimmte Teile des Dickdarms zusammen und entspannen sich. Wir bezeichnen diese Bewegung als Peristaltik.

Die Nahrung wird im Dickdarm von Mikroorganismen in kleinere Partikel zerlegt. Wasser und bestimmte Nährstoffe werden von der inneren Schicht der Schleimhaut, dem sogenannten Epithel, aufgenommen. Aus den noch im Dickdarm vorhandenen flüssigen Ausscheidungen entsteht ein halbfester Stuhl.

Der von der Schleimhaut produzierte Schleim erleichtert die Stuhlpassage über den Dickdarm und den Enddarm. Beim Durchgang durch den Dickdarm wird mehr Wasser aus dem Stuhl aufgenommen, wodurch er fester wird.

Der Stuhl wandert vom Dickdarm in den Enddarm. Das Rektum dient als Aufbewahrungshöhle für den Stuhl. Das Rektum drückt den Stuhl durch den Anus und aus dem Körper, wenn er voll ist.

KAPITEL 2

Symptome und Anzeichen von Darmkrebs

Obwohl es einige Frühwarnindikatoren geben kann, können die Symptome von Darmkrebs in den frühen Stadien der Erkrankung mild sein oder gar nicht vorhanden sein. Es ist möglich, dass die Symptome von Darmkrebs erst auftreten, wenn die Krankheit Stadium 2 oder höher fortgeschritten ist.

Die meisten Darmkrebssymptome treten auch bei anderen, weniger gefährlichen Erkrankungen wie Hämorrhoiden, Infektionen, entzündlichem Darmsyndrom und Reizdarmsyndrom auf. Aus diesem Grund kann man es leicht als eine andere, weniger schwerwiegende Krankheit abtun. Dennoch ist es wichtig, diesen Symptomen die nötige Beachtung zu schenken.

Frühwarnindikatoren für Darmkrebs im Frühstadium können plötzlicher Gewichtsverlust und/oder feiner, bandförmiger Stuhl sein. Weitere typische Frühindikatoren für Darmkrebs sind:

1. Veränderungen in Form, Farbe und Textur Ihres Stuhls

Form, Farbe und Textur Ihres Stuhls können sich merklich verändern, wenn Sie an Darmkrebs leiden. Der Stuhl hat eine dünne, glatte Textur und sieht tendenziell bandartig aus. Es könnte auch irgendwie schwarz wirken.

2. Schwierigkeiten beim Stuhlgang haben

Auch der Stuhlgang kann für Sie schwierig sein, selbst wenn Sie Lust haben, die Toilette zu benutzen. Sie können auch eine Veränderung Ihrer Stuhlgewohnheiten feststellen. Diese können sich in Darminkontinenz, Verstopfung, Stuhlverengung und unvollständigem Stuhlgang äußern.

3. Rektale Blutung

Offene Wunden können die Folge von Dickdarmkrebs sein, der die Dickdarmwände schädigt. Es kommt zu rektalen Blutungen, die geringfügig bis schwer sein können (und über einen längeren Zeitraum anhalten).

4. Blut im Stuhl

Eines der häufigsten Anzeichen für Darmkrebs sind rektale Blutungen. Blutige Exkremente können entstehen, wenn sich Blut und Stuhl im Rektum verbinden. Auch weitere Beschwerden wie Hämorrhoiden, Fissuren, Morbus Crohn und Blutungen im Verdauungstrakt können die Ursache sein.

5. Geheimnisvolle Anämie

Eines der Symptome einer Anämie ist eine niedrige Anzahl roter Blutkörperchen. Sauerstoff wird durch rote Blutkörperchen durch

Ihren Körper transportiert. Längere und schwere Rektalblutungen können eine Folge von Darmkrebs sein. Im Laufe der Zeit kann es zu einem erheblichen Blutverlust kommen, der zu einer Anämie führen würde.

6. Schmerzen im Bauch oder Becken

Eines der ersten und häufigsten Symptome von Darmkrebs sind Bauchschmerzen. Auch ständige Krämpfe und Blähungen sind mögliche Nebenwirkungen.

7. Abnehmen

Von Krebszellen freigesetzte toxische Verbindungen stören häufig den Verdauungstrakt und verändern den Prozess, durch den Nahrung in Energie umgewandelt wird. Dies führt häufig zu einem unbeabsichtigten und unerklärlichen Gewichtsverlust. Es ist offensichtlich, dass etwas ernsthaft falsch ist, wenn Sie innerhalb von sechs Monaten ungewollt fünf Prozent oder mehr Ihres Körpergewichts verlieren.

8. Verdauungsstörungen

Eine der typischen Veränderungen des Stuhlgangs bei Patienten mit Darmkrebs ist Verstopfung. Bei einer Person mit Darmkrebs kann es sein, dass sie weniger als drei Mal pro Woche Stuhlgang hat.

9. Durchfall

Im Gegensatz zu Verstopfung kann auch Durchfall (sehr weicher, regelmäßiger Stuhl) durch Darmkrebs verursacht werden. Bestimmte Lebensmittel können die Erkrankung verschlimmern. In dieser Situation wird empfohlen, Mahlzeiten mit hohem Gehalt an löslichen Ballaststoffen wie Haferflocken, weißem Reis und reifen Bananen zu sich zu nehmen. Um verlorene Flüssigkeiten wieder aufzufüllen und eine Dehydrierung zu vermeiden, trinken Sie ausreichend Wasser.

10. Erbrechen

Als Folge von Darmkrebs können Tumore entstehen, die den Darm verengen und den Durchgang von Nahrungsmitteln und Abfallstoffen verhindern. Dies führt häufig zu Übelkeit und Erbrechen, verhindert die Nahrungsaufnahme und hilft beim Abnehmen.

Die ersten Anzeichen von Darmkrebs sind geringfügig, werden aber mit der Zeit schlimmer. Einige dieser Symptome treten erst auf, wenn der Krebs schon eine Weile besteht. Darüber hinaus sind einige dieser Symptome häufig und mittelschwer, sodass sie leicht mit vorübergehenden Schmerzen oder Unwohlsein verwechselt werden können. Viele Menschen denken beispielsweise nicht viel über leichte Bauchschmerzen nach oder bemerken Veränderungen im Stuhlgang.

Glücklicherweise gehört Darmkrebs zu den am besten heilbaren (und vermeidbaren) Krebsarten. Wenn die Krankheit in einem lokalisierten Stadium erkannt und behandelt wird, beträgt die Überlebensrate 91 %. Sobald Sie diese oder andere Darmkrebssymptome bemerken, sollten Sie einen Termin beim Arzt vereinbaren. Sobald Sie ungewöhnliche Magenschmerzen und andere Anzeichen wie Blut im Stuhl bemerken, sollten Sie daher Ihren Arzt anrufen.

Auch regelmäßige Krebsvorsorgeuntersuchungen auf verschiedene Erkrankungen, darunter Darmkrebs, werden empfohlen. Insbesondere wenn in der Familienanamnese Darmkrebs aufgetreten ist, wird eine routinemäßige Vorsorgeuntersuchung empfohlen.

KAPITEL 3

Ursachen und Risikofaktor von Darmkrebs

Darmkrebs entsteht durch Mutationen in der DNA von Dickdarm- oder Mastdarmzellen, die deren Fähigkeit, Wachstum und Teilung zu regulieren, beeinträchtigen können. Diese mutierten Zellen sterben häufig ab oder werden vom Immunsystem angegriffen. Bestimmte mutierte Zellen könnten sich jedoch dem Immunsystem entziehen, sich unkontrolliert vermehren und sich zu einem Tumor im Rektum oder Dickdarm entwickeln.

Obwohl der genaue Ursprung von Darmkrebs unbekannt ist, gibt es solide Hinweise darauf, dass mehrere Risikofaktoren mit einem erhöhten Risiko für die Entwicklung der Krankheit in Verbindung stehen. Sie haben eine gewisse Kontrolle über die meisten Risikovariablen, jedoch nicht über alle. Im Folgenden sind einige Gründe für Darmkrebs aufgeführt:

Vererbte Veränderungen in den Genen

Wenn DNA-Veränderungen in Dickdarm- oder Rektumzellen auftreten, entsteht Dickdarmkrebs. Bestimmte Genveränderungen stehen im Zusammenhang mit bestimmten Darmerkrankungen. Es ist wahrscheinlicher, dass Sie an Darmkrebs erkranken, wenn Sie

Gene geerbt haben, die solche Veränderungen aufweisen. Die beiden häufigsten erblichen Darmkrebsarten sind die familiäre adenomatöse Polyposis (FAP) und das Lynch-Syndrom. Die meisten Fälle von Darmkrebs treten bei Personen auf, bei denen die Erkrankung in der Familie nicht aufgetreten ist. Dennoch haben bis zu 1/3 der an Darmkrebs Erkrankten Verwandte, die bereits an der Erkrankung erkrankt sind.

Personen, die einen Verwandten ersten Grades – einen Elternteil, ein Geschwisterkind oder ein Kind – haben, der bereits an Darmkrebs erkrankt ist, sind anfälliger. Wenn mehr als ein Verwandter ersten Grades betroffen ist oder die Krebsdiagnose bei dem Verwandten vor dem 50. Lebensjahr gestellt wurde, ist das Risiko noch höher.

In bestimmten Fällen sind die Ursachen für das höhere Risiko unklar. Aufgrund vererbter Gene, allgemeiner Umweltbedingungen oder einer Kombination davon können Krebserkrankungen „in der Familie vorkommen".

Ein erhöhtes Risiko für Darmkrebs ist auch mit einer familiären Vorgeschichte von adenomatösen Polypen verbunden. Polypen, die das Potenzial haben, sich zu Krebs zu entwickeln, werden als adenomatöse Polypen bezeichnet. Fragen Sie Ihren Arzt, ob Sie vor dem 45. Lebensjahr mit dem Screening auf Darmkrebs oder adenomatöse Polypen beginnen sollten, wenn in Ihrer Familie eine dieser Erkrankungen aufgetreten ist. Wenn Sie Ihren nahen Familienangehörigen von adenomatösen Polypen oder Darmkrebs in der Vorgeschichte erzählen, können sie dies ihren Ärzten mitteilen und im richtigen Alter mit der Vorsorgeuntersuchung beginnen.

Alter

Obwohl die Diagnose Darmkrebs in jedem Alter gestellt werden kann, steigt die Wahrscheinlichkeit mit zunehmendem Alter. Auch wenn jüngere Menschen davon betroffen sein können, ist die Erkrankung weitaus häufiger nach 50 Jahren. Es besteht Unsicherheit hinsichtlich der Gründe für den Anstieg der Fälle von Darmkrebs bei Menschen unter 50 Jahren.

Rasse und ethnische Zugehörigkeit

Ihre ethnische Zugehörigkeit und Ihr Rassenhintergrund sind ein weiterer unkontrollierbarer Risikofaktor. Nicht-hispanische Afroamerikaner in den USA haben das höchste Risiko, an Darmkrebs zu erkranken und daran zu sterben. Außerdem weisen die aschkenasischen Juden, bei denen es sich um Juden osteuropäischer Abstammung handelt, eine der höchsten Darmkrebsraten aller ethnischen Gruppen weltweit auf.

Geschichte von Polypen oder Krebs

Das Risiko, wieder an Darmkrebs zu erkranken, ist größer, wenn bei Ihnen bereits Polypen aufgetreten sind oder die Krankheit bereits diagnostiziert wurde. Es ist wahrscheinlicher, dass Sie an Darmkrebs erkranken, wenn Sie in der Vergangenheit adenomatöse Polypen oder Adenome hatten. Dies gilt insbesondere dann, wenn viele große Polypen vorliegen oder einer von ihnen eine Dysplasie aufweist.

Selbst wenn Ihr Darmkrebs entfernt wurde, besteht weiterhin das Risiko, dass in anderen Bereichen Ihres Dickdarms und Mastdarms neue bösartige Erkrankungen entstehen. Wenn Sie zum ersten Mal an Darmkrebs erkrankt waren, als Sie jünger waren, ist die Wahrscheinlichkeit, dass dies erneut auftritt, höher.

Spezifische medizinische Bedingungen

Es gibt Hinweise darauf, dass bestimmte Erkrankungen mit einem höheren Risiko für Darmkrebs verbunden sind. Dazu gehören Typ-2-Diabetes und entzündliche Darmerkrankungen (IBD), zu denen Morbus Crohn und Colitis ulcerosa gehören. Eine langfristige Entzündung des Dickdarms ist ein Symptom einer entzündlichen Darmerkrankung (IBD). Bei Personen mit langfristiger IBD, insbesondere bei solchen, die keine Behandlung erhalten, kann es zu Dysplasie kommen. Das Wort „Dysplasie" bezieht sich auf abnormal aussehende Zellen im Dickdarm oder Rektum, die nicht krebsartig sind. Mit der Zeit können sie sich in Krebs verwandeln.

Es kann erforderlich sein, dass Sie bereits in einem jüngeren Alter mit der Darmkrebsvorsorge beginnen und häufiger Vorsorgeuntersuchungen durchführen lassen, wenn Sie an einer entzündlichen Darmerkrankung leiden.

Im Gegensatz zum Reizdarmsyndrom (IBS), das das Risiko für Darmkrebs nicht zu erhöhen scheint, erfordert eine entzündliche Darmerkrankung (IBD) ärztliche Hilfe.

Personen mit Typ-2-Diabetes, der normalerweise nicht insulinabhängig ist, haben ein höheres Risiko, an Darmkrebs zu erkranken.

Einige der Risikofaktoren für Typ-2-Diabetes und Darmkrebs sind ähnlich (z. B. Übergewicht und körperliche Inaktivität). Allerdings bleibt das Risiko für Menschen mit Typ-2-Diabetes auch nach Berücksichtigung dieser Variablen erhöht. Darüber hinaus ist ihre Prognose (Aussicht) nach der Diagnose in der Regel weniger gut.

Diät

Der Verzehr von viel rotem Fleisch, abgepacktem Fleisch und eine fettreiche Ernährung erhöht das Risiko für Darmkrebs. Wenn Sie Fleisch bei extrem hohen Temperaturen braten, grillen oder grillen, entstehen Chemikalien, die Ihr Krebsrisiko erhöhen können. Es ist nicht bekannt, in welchem Ausmaß dies Ihr Darmkrebsrisiko erhöhen kann.

Ein niedriger Vitamin-D-Spiegel im Blut kann Sie auch anfälliger machen. Das Risiko wird wahrscheinlich durch eine ausgewogene Ernährung verringert, die hauptsächlich aus Obst, Gemüse, Vollkornprodukten und minimalen Mengen verarbeitetem und rotem Fleisch sowie zuckerhaltigen Getränken besteht.

Gewicht

Ihr Gewicht ist ein weiterer Faktor, der die Ernährung beeinflusst. Ihr Risiko für Darmkrebs steigt, wenn Sie übergewichtig oder fettleibig werden. Fettleibigkeit erhöht bei Menschen das Risiko für Dickdarm- und Mastdarmkrebs; Allerdings scheint der Zusammenhang bei Männern höher zu sein. Das Erreichen und Halten eines gesunden Gewichts kann Ihr Darmkrebsrisiko verringern.

Alkohol

Alkoholkonsum erhöht Ihr Darmkrebsrisiko, unabhängig davon, ob Sie in Maßen oder in übermäßigen Mengen trinken. Mäßiger bis hoher Alkoholkonsum wird mit Darmkrebs in Verbindung gebracht. Auch mäßiger bis leichter Alkoholkonsum ist mit einigen

Risiken verbunden. Es ist ratsam, auf Alkohol zu verzichten. Wenn sich jemand für das Trinken entscheidet, sollte er pro Tag nur ein Getränk für Frauen und zwei für Männer zu sich nehmen. Daraus könnten sich zahlreiche gesundheitliche Vorteile ergeben, darunter ein verringertes Risiko für bestimmte Krebsarten.

Tabak konsumieren

Tabakkonsum ist einer der Hauptrisikofaktoren für Krebs. Laut American Cancer Research kann Darmkrebs direkt durch Rauchen verursacht werden. Darüber hinaus weisen 12 % der Fälle von Darmkrebs in den USA die Merkmale des Tabakkonsums auf. Langzeit-Tabakkonsumenten haben ein höheres Risiko, an Darmkrebs zu erkranken und daran zu sterben als Nichtraucher. Rauchen ist nicht nur eine der Hauptursachen für Lungenkrebs, sondern wird auch mit einigen anderen Krebsarten in Verbindung gebracht.

Aktivitätsgrad

Ihr Darmkrebsrisiko ist höher, wenn Sie nicht regelmäßig Sport treiben. Da Darmkrebs und Inaktivität miteinander zusammenhängen, kann die regelmäßige körperliche Betätigung Ihr Darmkrebsrisiko deutlich senken.

Vorbeugende Medikamente

Auch wenn es normal ist, bei anderen Erkrankungen Medikamente einzunehmen, könnte dies ein Risiko für Sie darstellen. Für Personen unter 70 Jahren, die sich in einem guten Gesundheitszustand befinden, gilt dies insbesondere dann, wenn nichtsteroidale entzündungshemmende Arzneimittel (NSAIDs) über einen längeren Zeitraum eingenommen werden.

Untersuchungen haben gezeigt, dass Männer, die Hodenkrebs überleben, offenbar häufiger an Darmkrebs und einigen anderen Krebsarten erkranken. Dies könnte eine Folge der Therapien sein, die sie erhalten haben, wie z. B. Strahlentherapie.

Da die Strahlentherapie eine gewisse Strahlenbelastung des Rektums mit sich bringt, deuten mehrere Studien darauf hin, dass Männer, die sich einer Strahlentherapie gegen Prostatakrebs unterzogen haben, möglicherweise einem erhöhten Risiko ausgesetzt sind, an Rektumkrebs zu erkranken.

Die meisten dieser Studien basieren auf Männern, die in den 1980er und 1990er Jahren eine Strahlentherapie erhielten, als solche Verfahren weniger genau waren als heute. In diesem Bereich wird noch geforscht, es ist jedoch unklar, wie sich neuere Bestrahlungstechniken auf das Risiko von Rektumkrebs auswirken.

KAPITEL 4

Arten von Darmkrebs

Häufige Arten von Darmkrebs

Darmkrebs kann sich entweder im Dickdarm oder im Rektum bilden. Es könnte von Darmkrebs gesprochen werden, wenn es vom Dickdarm ausgeht. Es könnte als Rektumkarzinom bezeichnet werden, wenn es im Rektum entsteht. Dennoch haben diese Tumoren unabhängig von ihrem Ursprung viele Gemeinsamkeiten, weshalb sie zusammenfassend als Darmkrebs bezeichnet werden.

Typische Formen von Darmkrebs sind:

1. Adenokarzinomkrebs

Das Adenokarzinom ist die häufigste Art von Darmkrebs. 95 Prozent der Fälle von Darmkrebs werden durch Adenokarzinome des Dickdarms und des Mastdarms verursacht. Die Auskleidung des Dickdarms bzw. Dickdarms, das Rektum und das Ende des Dickdarms sind die Stellen von Adenokarzinomen. Sie beginnen häufig im Innenfutter und breiten sich in verschiedene Schichten aus.

Adenokarzinome kommen in zwei weniger häufigen Subtypen vor:

- **Muzinöses Adenokarzinom:** Schleim macht etwa 60 % der schleimigen Adenokarzinome aus. Im Vergleich zu herkömmlichen Adenokarzinomen können die Krebszellen aufgrund des Schleims aggressiver wachsen und sich schneller ausbreiten. Zehn bis fünfzehn Prozent der Adenokarzinome des Rektums und des Dickdarms sind muzinöse Adenokarzinome.

- **Siegelringzelladenokarzinom:** Weniger als 1 % der Fälle von Darmkrebs sind Siegelringzelladenokarzinome. Das nach seinem mikroskopischen Aussehen benannte Siegelringzelladenokarzinom ist in der Regel aggressiv und kann eine größere Herausforderung bei der Behandlung darstellen.

Typische Symptome eines kolorektalen Adenokarzinoms sind:

- ☐ Schmerzen und Unwohlsein im Bauch
- ☐ Stuhl mit Blut.
- ☐ Veränderungen im Verdauungsverhalten, wie Verstopfung oder Durchfall
- ☐ Dünner Kot
- ☐ Unerwarteter Gewichtsverlust

Zu den gängigen Behandlungsoptionen für kolorektale Adenokarzinome gehören:

- ☐ Chemotherapie
- ☐ Operation
- ☐ Strahlentherapie
- ☐ Gezielte Therapie

2. Gastrointestinale Karzinoidtumoren

Nervenzellen, sogenannte neuroendokrine Zellen, die bei der Steuerung der Hormonproduktion helfen, sind der Ort der Entwicklung von Karzinoidtumoren. Diese Tumoren gehören zur Krebsgruppe der neuroendokrinen Tumoren (NET). Das Magen-Darm-System oder die Lunge können zur Heimat langsam wachsender karzinoider Tumorzellen werden. Karzinoidtumoren sind für die Hälfte aller Dünndarmkrebserkrankungen und etwa 1 % aller Darmkrebserkrankungen verantwortlich.

Wo der Tumor wächst, bestimmt die möglichen Symptome. Normalerweise zeigt ein Karzinoidtumor im Blinddarm keine Symptome, bis er beginnt, den Durchgang vom Blinddarm zum Darm zu verstopfen. Zu diesem Zeitpunkt kann es zu Fieber, Übelkeit und Erbrechen kommen, die mit einer Blinddarmentzündung einhergehen.

Zur Erkennung gastrointestinaler Karzinoidtumoren können je nach Ursprungsort unterschiedliche Methoden eingesetzt werden. Beispielsweise kann ein Blinddarmtumor entdeckt und entfernt werden, wenn er zu einer Blinddarmentzündung führt. Bei regelmäßigen Vorsorgeuntersuchungen können Rektumtumoren festgestellt werden.

Die Diagnose von Karzinoidtumoren im Bauchtrakt umfasst mehrere Tests wie Endoskopie, Koloskopie, bildgebende Untersuchungen, Blutuntersuchungen und Urintests.

Zu den Behandlungsmöglichkeiten für gastrointestinale Karzinoidtumoren gehören:

- Operation
- Strahlentherapie
- Chemotherapie
- Hormontherapie

Seltene Arten von Darmkrebs

Weniger als 5 % der Fälle von Darmkrebs werden durch andere seltene Arten von Darmkrebs verursacht.

Primäre kolorektale Lymphome

Diese besondere Art von Darmkrebs entsteht in den Lymphozyten des Lymphsystems. Weiße Blutkörperchen, sogenannte

Lymphozyten, unterstützen den Körper bei der Bekämpfung von Krankheiten. Zahlreiche Körperorgane, darunter Milz, Lymphknoten, Knochenmark, Thymusdrüse und Verdauungstrakt, sind anfällig für die Entwicklung eines Lymphoms. Etwa 5 Prozent der Lymphome und 0,5 Prozent aller kolorektalen Tumoren sind primäre kolorektale Lymphome. Diese Art von Darmkrebs tritt häufiger bei Männern auf und manifestiert sich typischerweise später im Leben.

Unerklärlicher Gewichtsverlust, Verdauungsstörungen, Erbrechen, Blähungen, Magenschmerzen, Durchfall und andere Magenprobleme sind mögliche Symptome. Die Diagnose kann eine Endoskopie und Biopsie erfordern.

Die Behandlungsmöglichkeiten variieren, können aber Folgendes umfassen:

- Operation
- Strahlentherapie
- Chemotherapie

2. Gastrointestinale Stromatumoren (GISTs)

Interstitielle Cajal-Zellen (ICCs), ein spezieller Zelltyp in der Auskleidung des Verdauungstrakts, verursachen diese seltene Form von Darmkrebs. Fast 50 % aller GISTs bilden sich im

Magen. Das Rektum ist der dritthäufigste Ort, während der Dünndarm der Ort der meisten anderen GIST-Formationen ist. GISTs werden als Sarkome oder Tumoren kategorisiert, die ihren Ursprung im Bindegewebe haben, beispielsweise in tiefem Hautgewebe, Fett, Muskeln, Blutgefäßen, Knochen, Nerven und Knorpel.

Normalerweise dauert es einige Zeit, bis sich diese Tumoren so weit vergrößern, dass Symptome auftreten. Andererseits können sie zu Magen-Darm-Blutungen führen. Blut im Erbrochenen oder Stuhlgang kann ein Hinweis auf die Lokalisation des Tumors sein. Langsame Blutungen können schließlich zu Anämie führen, einem Zustand, der die Anzahl der roten Blutkörperchen senkt und zu Schwäche und Erschöpfung führt.

Weitere mögliche Symptome sind:

- Magenschmerzen
- Magenausbeulung oder -masse
- Übelkeit und Erbrechen
- Ein geringer Appetit
- Gewichtsverlust
- Probleme beim Schlucken

Mehrere bildgebende Verfahren, eine Biopsie, eine Koloskopie und eine Endoskopie sind mögliche Schritte im Diagnoseprozess.

Während einige kleinere GISTs durch eine Operation und eine gezielte Therapie behandelt werden können, erfordern andere möglicherweise keine sofortige Behandlung.

3. Leiomyosarkom

Leiomyosarkom, eine andere Art von Sarkom, wird im Wesentlichen als „Krebs der glatten Muskulatur" definiert. Drei Schichten des vom Leiomyosarkom betroffenen Muskeltyps bilden den Dickdarm und das Rektum, und sie alle arbeiten zusammen, um Abfallstoffe durch das Verdauungssystem zu transportieren. Etwa 0,1 Prozent aller Fälle von Darmkrebs sind von dieser seltenen Form.

Leiomyosarkome im Dickdarm oder Mastdarm zeigen im Frühstadium möglicherweise keine Symptome. Wenn sich die Krankheit ausbreitet, können Symptome wie Erschöpfung, Gewichtsverlust, Blut im Erbrochenen, Veränderungen im Kot und andere Magenprobleme auftreten.

Häufig werden Standarddiagnoseverfahren wie Biopsie, Blutuntersuchungen und bildgebende Untersuchungen eingesetzt.

Normalerweise ist der erste Schritt der Behandlung eine Operation zur Entfernung des Tumors. Chemotherapie und Strahlentherapie sind weitere Therapiemöglichkeiten.

4. Melanome

Hautkrebs und Melanome stehen in engem Zusammenhang. Sie können in jedem Teil des Körpers entstehen, beispielsweise im Dickdarm oder Rektum, oder sie können sich von der Hauptstelle des Melanoms in den Magen-Darm-Trakt ausbreiten. Melanome machen ein bis drei Prozent aller bösartigen Erkrankungen des Magen-Darm-Trakts aus. Da Melanome äußerst selten sind, ist nichts über ihre Entstehung im Dickdarm bekannt. Eine Biopsie und weitere Tests können durchgeführt werden, um die Diagnose zu bestätigen und festzustellen, ob der Krebs seinen Ursprung im Dickdarm oder Rektum hat oder sich auf andere Körperteile ausgebreitet hat.

Behandlungsmöglichkeiten für kolorektales Melanom könnten sein:

- ☐ Chemotherapie
- ☐ Immuntherapie
- ☐ Operation
- ☐ Strahlentherapie

5. Kolorektales Plattenepithelkarzinom

Obwohl es sich um die zweithäufigste Art von Hautkrebs handelt, kommen Plattenepithelkarzinome (SCC) im Dickdarm seltener vor als auf der Haut. Plattenepithelkarzinome sind eine besondere Art von Zellen, die im ganzen Körper vorkommen. Wenn diese Zellen außer Kontrolle geraten und sich zu Krebs entwickeln, spricht man von Plattenepithelkarzinomen. Es ist unklar, warum dies im Dickdarm und Rektum nicht sehr häufig vorkommt.

Es können kolorektale Adenokarzinom-ähnliche Symptome wie Magenbeschwerden und Veränderungen des Stuhls oder der Stuhlgewohnheiten auftreten. Um diesen Krebs zu diagnostizieren, wird neben anderen Tests eine Darmspiegelung durchgeführt. Es ist wichtig festzustellen, ob der Krebs seinen Ursprung im Dickdarm oder Mastdarm hat oder ob er von einem anderen Teil des Körpers in diesen Bereich gelangt ist. Obwohl es keinen festen Behandlungsverlauf gibt, sind Bestrahlung, Chemotherapie und eine Operation möglich.

Syndrome im Zusammenhang mit Darmkrebs.

Wenn eine Person vermutet, dass sie an einer Erbkrankheit im Zusammenhang mit Darmkrebs leidet, könnte sie einen Gentest in Erwägung ziehen. Bei Gentests wird eine Probe von Blut, Haaren oder anderen Körperflüssigkeiten des Patienten entnommen und analysiert, um auf DNA-Mutationen im Zusammenhang mit erblichen Syndromen oder Krebs zu prüfen. Darüber hinaus kann dem Patienten geraten werden, frühzeitig mit dem Screening zu beginnen und routinemäßige Koloskopien durchzuführen, um auf Darmkrebs zu prüfen.

1. Familiäre adenomatöse Polyposis (FAP)

Ungefähr 1 % der Krebserkrankungen im Dickdarm oder Mastdarm werden durch familiäre adenomatöse Polyposis (FAP) verursacht. Bei Patienten mit familiärer adenomatöser Polyposis (FAP) können sich Hunderte oder Tausende von Dickdarm- oder Rektumpolypen entwickeln.

Da die Mutation eines Tumorsuppressorgens am häufigsten vererbt wird, ist in der Regel ein Elternteil betroffen. FAP tritt jedoch bei 25 % der Personen spontan auf. Da dieses Gen typischerweise eine abnormale Zellaktivität verhindert, können bei einer Veränderung Krebszellen entstehen.

Während Polypen bereits bei Kindern im Alter von 10 oder 12 Jahren auftreten können, werden sie am häufigsten bei jungen Erwachsenen zwischen 20 und 40 Jahren entdeckt. Darmkrebs tritt bei fast allen Menschen ein Leben lang auf. Bei Vorliegen einer Familienanamnese ist ein frühzeitiges Screening unerlässlich. Als Vorsichtsmaßnahme kann der Arzt zu einer Darmoperation raten.

2. Peutz-Jeghers-Syndrom (PJS)

Diese Störung führt zur Entwicklung eines Hamartoms, einer bestimmten Art von Polypen, im Magen-Darm-Trakt. Mutationen in einem bestimmten Gen (STK11) verursachen dieses Syndrom, das von den Eltern vererbt wird. Zusätzlich zu Brust-, Eierstock- und Bauchspeicheldrüsenkrebs besteht ein höheres Risiko, an Darmkrebs zu erkranken. Wenn bei PJS-Patienten Darmkrebs auftritt, geschieht dies typischerweise früher als im üblichen Erkrankungsalter.

3. Familiärer Darmkrebs

Es gibt bestimmte Personen, deren Eltern genetische Störungen tragen, die ihr Risiko für Darmkrebs erhöhen. Zu den Mutationen, die mit diesen Krankheiten einhergehen, gehören solche, die das Krebsrisiko erhöhen. Beispiele hierfür sind das Lynch-Syndrom, die familiäre adenomatöse Polyposis und andere seltene Syndrome. Das Lynch-Syndrom wird mit 2 bis 4 Prozent der Fälle von Dickdarm- oder Mastdarmkrebs in Verbindung gebracht.

Bei Personen mit Lynch-Syndrom ist die Wahrscheinlichkeit, im Laufe ihres Lebens an Darmkrebs zu erkranken, um bis zu 50 % höher. Patienten mit Lynch-Syndrom, die später an Darmkrebs erkranken, erkranken typischerweise früher als der Durchschnitt.

4. Mutyh-assoziierte Polyposis (MAP)

MAP ist eine seltene Erbkrankheit, die zu abnormalem Gewebewachstum oder Polypen in verschiedenen Körperbereichen führt. Während die meisten Polypen nicht krebsartig sind, können sich einige, wenn sie unbehandelt bleiben, zu dieser Krankheit entwickeln.

MAP führt häufig zum Wachstum mehrerer Polypen in Ihrem Dickdarm und Rektum. Darüber hinaus können sich Polypen im Magen und Dünndarm entwickeln. Das Risiko, an Darmkrebs zu erkranken, ist bei Menschen mit diesem Syndrom viel höher als bei Menschen ohne dieses Syndrom. Bei der Erstdiagnose von MAP-Patienten leidet etwa die Hälfte von ihnen auch an Darmkrebs. Auch wenn einige früher auftreten, treten die meisten dieser Krebsarten im Alter zwischen 40 und 60 Jahren auf. Zusammen mit anderen Tumoren außerhalb Ihres Magen-Darm-Trakts können sie auch ein Risiko für Zwölffingerdarmkrebs darstellen.

Wenn sie sich frühzeitig und häufig einer Krebsvorsorgeuntersuchung unterziehen, können viele Menschen mit MAP damit rechnen, ein normales Leben zu führen. Die frühzeitige Erkennung und Entfernung von Polypen ist entscheidend, um die Entstehung von Krebs zu verhindern.

5. Mukoviszidose (CF)

Die als Mukoviszidose (CF) bekannte Erbkrankheit führt dazu, dass Zellen in bestimmten Organen Schleim produzieren, der klebriger und dicker als gewöhnlich ist. Dies kann zu gesundheitlichen Problemen, insbesondere der Bauchspeicheldrüse und der Lunge, führen. Es hat sich gezeigt, dass Personen mit Mukoviszidose (CF) anfälliger für Darmkrebs sind, der typischerweise in einem viel jüngeren Alter auftritt als bei gesunden Personen. Dies liegt daran, dass die verbesserte medizinische Versorgung dazu geführt hat, dass Menschen mit Mukoviszidose länger leben. Wer eine Organtransplantation, beispielsweise eine Lungentransplantation, hinter sich hat, hat ein noch höheres Risiko, an Darmkrebs zu erkranken. CFTR-Genmutationen (Cystic Fibrosis Trans-Membran Conductance Regulator) sind die Ursache für CF.

Es ist von entscheidender Bedeutung, Familien zu finden, die von diesen Erbkrankheiten betroffen sind, da viele von ihnen bereits im frühen Alter mit Darmkrebs und auch mit anderen Krebsarten in Verbindung gebracht werden. Bei jüngeren Patienten können Ärzte bei frühzeitiger Erkennung bestimmte Maßnahmen verordnen, darunter Vorsorgeuntersuchungen und andere vorbeugende Behandlungen.

KAPITEL 5

Diagnostische Tests und Screening-Methoden

Eine frühzeitige Diagnose und Behandlung machen Darmkrebs beherrschbar. Gesundheitsbehörden empfehlen, dass Personen mit einem durchschnittlichen Risiko für Darmkrebs im Alter von 45 Jahren mit der Koloskopie-Vorsorgeuntersuchung beginnen. Patienten sollten mit ihren Ärzten darüber sprechen, wann mit der Vorsorgeuntersuchung begonnen werden soll, wenn bei ihnen die Erkrankung in der Familienanamnese vorkommt, gutartige Polypen entfernt wurden oder andere Risikofaktoren haben, einschließlich entzündlicher Darmerkrankungen. Für bestimmte Personen kann bereits im Alter von 21 Jahren ein Koloskopie-Screening erforderlich sein. „Tests zu Hause" sind Teil des Screening-Prozesses; Sie untersuchen Ihren Stuhl auf Krebs-DNA oder Blut, was das Vorhandensein präkanzeröser und krebsartiger Dickdarmpolypen aufdecken kann. Darüber hinaus besteht es aus drei primären explorativen Verfahren: CT-Kolonographien, Sigmoidoskopien und Koloskopien.

Typischerweise wird alle fünf Jahre eine Sigmoidoskopie, alle zehn Jahre eine Koloskopie und jedes Jahr eine Stuhluntersuchung

durchgeführt. Am besten sprechen Sie mit Ihrem Arzt über die Art
des Tests.

Stuhluntersuchung

Bei diesen Untersuchungen wird der Stuhl (Kot) auf Anzeichen von Polypen oder Darmkrebs untersucht. Viele Patienten empfinden diese Tests als weniger invasiv als andere wie Koloskopien, da sie normalerweise zu Hause durchgeführt werden können. Allerdings ist eine höhere Häufigkeit dieser Untersuchungen erforderlich. Es gibt drei (3) Kategorien für den Stuhltest:

1. Der auf Guajak basierende Test auf okkultes Blut im Stuhl (gFOBT): Bei diesem Test wird mithilfe der Chemikalie Guajak nach Blut im Stuhl gesucht. Für diese Untersuchung stellt Ihnen Ihr Arzt ein Testkit zur Verfügung. Verwenden Sie eine Bürste oder einen Stock, um eine kleine Menge Stuhl zu Hause zu entfernen. Die Stuhlproben werden auf Blut untersucht, wenn Sie das Testkit an den Arzt oder ein Labor zurückgeben. Wenn Sie gFOBT für das kolorektale Screening wählen, werden Sie möglicherweise aufgefordert, vor diesem Test auf Folgendes zu verzichten, da bestimmte Lebensmittel und Medikamente die Ergebnisse verändern können:

i. Sieben Tage vor Ihrem geplanten Testtermin sollten Sie NSAIDs (nichtsteroidale entzündungshemmende Medikamente) wie Aspirin, Naproxen (Aleve) oder Ibuprofen (Advil) einnehmen. (Sie können Blutungen hervorrufen, die zu einem falsch positiven Testergebnis führen können.) Hinweis: Vor dem Test sollten Personen versuchen, die Verwendung von NSAIDs gegen leichte Schmerzen zu vermeiden. Brechen Sie die Einnahme dieser Medikamente für diesen Test jedoch nicht ab, ohne vorher Ihren Arzt zu konsultieren, wenn Sie sie regelmäßig wegen Herzproblemen oder anderen Erkrankungen einnehmen.

ii.   Nehmen Sie drei bis sieben Tage vor dem Test mehr als 250 mg Vitamin C pro Tag über Nahrungsergänzungsmittel oder Zitrusfrüchte und Säfte zu sich. (Selbst wenn Blut vorhanden ist, kann dies die Chemikalien des Tests verändern und zu einem negativen Ergebnis führen.)

iii.   Leber, Lamm oder anderes rotes Fleisch drei Tage vor dem Testtag. (Ein positives Testergebnis könnte durch Blutbestandteile im Fleisch hervorgerufen werden.)

Der auf Guajak basierende Test auf okkultes Blut im Stuhl wird jährlich durchgeführt.

2. Der fäkale immunchemische Test (FIT): FIT, das bei der Erkennung von Darmkrebs etwa 79 % genau ist, verwendet Antikörper, um Blut im Stuhl zu finden. Um zu beginnen, führen Sie einfach einen Stuhlgang durch, sammeln Sie ein wenig Kot und schicken Sie ihn zur Untersuchung ins Labor. Alles, was Sie brauchen, ist im Kit enthalten, einschließlich eines sterilen

Behälters, eines speziellen Versandumschlags und einer Anleitung sowie eines Tupfers zum Sammeln von Fäkalien. Die meisten Versicherungsträger bieten FIT an, das einfach zu nutzen und nahtlos ist. Es wird jährlich auf die gleiche Weise wie ein gFOBT durchgeführt. Die Patienten müssen die FIT jedes Jahr wiederholen, da die Polypen bei der Durchführung des Tests möglicherweise nicht bluten und der Test auf Krebs prüft, indem er nach Blut im Stuhl sucht. Auch bei einem positiven FIT-Test ist eine Darmspiegelung notwendig.

3. **Der FIT-DNA-Test:** Manchmal auch Stuhl-DNA-Test genannt, kombiniert er die Ergebnisse des FIT mit einem zusätzlichen Test, um im Stuhl nach veränderter DNA zu suchen. Um diesen Test durchzuführen, müssen Sie einen vollständigen Stuhlgang entnehmen und ihn an ein Labor schicken, wo er auf Blut und veränderte DNA untersucht wird. Dieser Test wird alle drei Jahre durchgeführt.

Flexible Sigmoidoskopie

Diese Untersuchung dient der Beurteilung des Dickdarms bzw. des unteren Teils des Dickdarms. Für diese Untersuchung führt der Arzt einen kurzen, flexiblen, beleuchteten Schlauch in Ihr Rektum ein. Dank einer winzigen Videokamera an der Spitze des Schlauchs kann der Arzt das Innere des Rektums, des Sigmas und des größten Teils des absteigenden Dickdarms sehen. Der Arzt untersucht den unteren Teil des Dickdarms und des Rektums auf krebsartige Wucherungen oder Polypen. Bei einer flexiblen Sigmoidoskopie-Untersuchung können bei Bedarf Gewebeproben (Biopsien) durch das Endoskop entnommen werden. Eine flexible Sigmoidoskopie ermöglicht dem Arzt keinen vollständigen Überblick über den Dickdarm. Daher ist die flexible Sigmoidoskopie allein nicht in der Lage, Krebs oder kleine Zellansammlungen, sogenannte Polypen, zu identifizieren, die sich weiter in den Dickdarm ausbreiten und sich schließlich zu Krebs entwickeln können. Manchmal ist die Sigmoidoskopie der Koloskopie vorzuziehen, da sie weniger Zeit für die Vorbereitung und Durchführung des Tests erfordert. Darüber hinaus ist eine Betäubung häufig nicht erforderlich. Im Vergleich zur Koloskopie besteht bei der Sigmoidoskopie ein geringeres Risiko einer direkten Verletzung, beispielsweise eines Risses im Dickdarm oder der Rektumwand (Perforation).

Hinweis: Eine flexible Sigmoidoskopie wird alle 5 Jahre oder alle 10 Jahre durchgeführt, wenn eine FIT jährlich durchgeführt wird.

Darmspiegelung

Dies ist vergleichbar mit einer flexiblen Sigmoidoskopie, mit der Ausnahme, dass der Arzt mit einem längeren, dünneren flexiblen

Schlauch den gesamten Dickdarm und den Enddarm auf Polypen oder Krebs untersucht. Die meisten Polypen und bestimmte bösartige Erkrankungen können vom Arzt im Rahmen der Untersuchung entdeckt und entfernt werden. Eine Koloskopie wird auch als Nachuntersuchung durchgeführt, wenn bei einem der anderen Screening-Verfahren eine Anomalie festgestellt wird.

Vorbereitung auf die Koloskopie

Einer der am meisten gehassten medizinischen Eingriffe auf der To-Do-Liste der Menschen ist die Darmspiegelung, da die Unannehmlichkeiten der Vorbereitung und des Tests selbst schlimmer sind als der eigentliche.

Damit Ärzte Polypen lokalisieren und entfernen können, ist zwangsläufig ein freier Dickdarm erforderlich, und dies erfordert eine gewisse Planung. Die beiden Aspekte der Vorbereitung auf eine Koloskopie sind Ernährung (Diät) und eine Einnahme wirksamer Abführmittel. Auch wenn es schwierig erscheinen mag, die folgenden sechs Schritte werden es Ihnen leicht machen:

- ☐ Befolgen Sie die Richtlinien. Ihr Arzt wird Ihnen vor Ihrer Untersuchung spezifische Anweisungen geben. Diese Richtlinien sollen Ihnen dabei helfen, Ihren Verdauungstrakt zu reinigen, damit Polypen und andere Anomalien von Ihrem Arzt leicht erkannt werden können und Sie sich die Mühe ersparen, zu einem weiteren Bericht zu kommen. Stellen Sie sicher, dass Sie die Anweisungen verstanden haben, und wenden Sie sich bei Fragen an Ihren Arzt.

☐ Organisieren Sie Ihre Toilette. Besorgen Sie sich das von Ihrem Arzt verschriebene flüssige Abführmittel, einige medizinische Tücher mit Vitamin E und Aloe sowie eine hautberuhigende Feuchtigkeitscreme (wie Vaseline oder Aquaphor). Um Ihre Haut zusätzlich zu schützen, könnten Sie sogar darüber nachdenken, vor der Vorbereitung Hämorrhoidencreme oder Windelausschlagsalbe zu verwenden.

☐ Passen Sie auf, was Sie essen. Einige Tage vor der Operation müssen Sie auf Vollkornprodukte, rohes Obst und Gemüse, Nüsse, Samen und Fleisch verzichten. Stattdessen besteht Ihre Ernährung hauptsächlich aus weißen Lebensmitteln wie gekochtem oder eingemachtem Obst und Gemüse sowie Nudeln, Brot und Kartoffeln.

☐ Trinken Sie klare Flüssigkeiten. Sie werden am Tag vor dem Test eine klare, flüssige Diät einhalten; Beispiele hierfür sind Apfelsaft, Wackelpudding, klare Erfrischungsgetränke, Eis am Stiel und Brühe. Sie können durch den Verzehr von viel Flüssigkeit ausreichend

Flüssigkeit zu sich nehmen. Halten Sie sich einfach von allem fern, was blau, lila oder rot gefärbt ist.

☐ Machen Sie Ihr Prep-Getränk besser. Vielen Menschen fällt es schwer, den Prep-Drink auszuhalten. Halten Sie es kalt, trinken Sie es mit einem Strohhalm und kauen Sie nach jedem Glas säuerliche oder mit Zitronengeschmack versehene Bonbons, um den Geschmack zu überdecken und ihn erträglicher zu machen. Sie können für den Geschmack auch eine Getränkepulvermischung hinzufügen, wenn die Lösung noch nicht aromatisiert ist (achten Sie nur darauf, dass sie nicht rot, blau oder violett ist). Versuchen Sie es mit einer Zitrone. Und wenn Sie unsicher bleiben? Fragen Sie Ihren Arzt nach der neuen Vorbereitungspille. Es könnte für Sie einfacher einzunehmen sein als das Prep-Getränk.

☐ Befolgen Sie Ihren Zeitplan. Die Terminvereinbarung ist für Patienten oft der schwierigste Aspekt einer Koloskopie. Versuchen Sie, Ihren Screening-Termin einzuhalten und ihn nicht abzusagen. Am Vorbereitungstag müssen Sie sich in der Nähe einer Toilette aufhalten. Am Testtag werden Sie sediert und es wird einige Zeit dauern, bis das Medikament seine Wirkung entfaltet.

Koloskopien sind im Allgemeinen gut verträglich und sicher. Die meisten Leute können sich nicht einmal an die Schritte erinnern.

Es ist wichtig, dass Sie Ihre Verdauungsgesundheit zwischen den Koloskopien überwachen und Ihren Arzt informieren, wenn sich Ihre Stuhlgewohnheiten ändern. Achten Sie vor allem auf rektale Blutungen.

Hinweis: Bei Personen ohne erhöhtes Darmkrebsrisiko werden alle zehn Jahre Koloskopien durchgeführt.

CT-Kolonographie (Virtuelle Koloskopie)

Bei einer virtuellen Koloskopie oder Computertomographie (CT)-Kolonographie werden mithilfe von Röntgenstrahlen und Computern Bilder des gesamten Dickdarms erstellt. Der Arzt kann diese Bilder auf einem Computerbildschirm betrachten. Obwohl es normalerweise 30 Minuten dauert, sollten Sie einen Aufenthalt von einer Stunde oder mehr im Krankenhaus einplanen.

Für diesen Test muss Ihr Darm leer sein. Dadurch kann der Radiologe Ihr Rektum und Ihren Dickdarm beobachten. Am Tag vor Ihrem Test müssen Sie starke Medikamente (Abführmittel) einnehmen, um Ihren Dickdarm zu reinigen. Alternativ kann die Einnahme von Gastrografin, einer bestimmten Flüssigkeit (Kontrastmittel), über einen Zeitraum von ein bis zwei Tagen erforderlich sein.

Gastrografin ist ein Beispiel für einen jodhaltigen Farbstoff. Es trägt dazu bei, die Klarheit von Scanbildern zu verbessern. Darüber hinaus hat es abführende Eigenschaften und kann Durchfall verursachen.

Wenn Sie Abführmittel oder Gastrografin einnehmen, müssen Sie Ihren Darm häufig abrupt entleeren. Möglicherweise verspüren Sie Krämpfe. Nach der Einnahme von Gastrografin oder den Abführmitteln ist es ratsam, einige Stunden zu Hause zu bleiben, damit Sie in der Nähe einer Toilette sind.

Auch eine ballaststoffarme Ernährung für ein bis zwei Tage vor dem Test kann notwendig sein.

Trinken Sie viel klare Flüssigkeiten wie Wasser, schwarzen Tee oder Kaffee, Kürbis (ohne rote oder violette Farbstoffe) und klare Suppe, um einer Dehydrierung vorzubeugen.

Möglicherweise müssen Sie auf die Einnahme von Eisenpräparaten oder anderen Medikamenten verzichten, die zu Verstopfung führen. Normalerweise geben Sie diese eine Woche vor der Prüfung ab.

Wenn Sie Blutverdünner einnehmen oder an Diabetes leiden, rufen Sie so schnell wie möglich vor Ihrem Besuch die radiologische Abteilung an. Sie erhalten weitere Richtlinien, die Sie einhalten müssen.

Hinweis: Alle fünf Jahre wird ein CT-Scan durchgeführt.

Selbstscreening-Methoden: Wissen, was zu tun ist

Jeder Test hat Vor- und Nachteile. Besprechen Sie mit Ihrem Arzt die Vor- und Nachteile jedes Tests sowie die empfohlene Häufigkeit der Tests. Die folgenden Faktoren bestimmen in erster Linie die beste Screening-Technik:

- Alter: Die Auswahl des richtigen Screening-Tests hängt zu einem großen Teil von Ihrem Alter ab. In den meisten Leitlinien wird empfohlen, mit Routineuntersuchungen auf Darmkrebs im Alter von 45 oder 50 Jahren zu beginnen. Möglicherweise müssen Sie jedoch früher damit beginnen, wenn in Ihrer Familie Darmkrebs vorkommt.

- Ihre Neigungen: Überlegen Sie, wie gut Sie mit verschiedenen Screening-Techniken vertraut sind. Jeder hat Vor- und Nachteile. Beispielsweise kann eine Darmspiegelung durchaus erfolgreich sein, aber auch schmerzhaft sein und eine zusätzliche Vorbereitung erfordern. Obwohl nicht-invasiv, müssen FOBT und FIT regelmäßiger eingesetzt werden. Um eine fundierte Entscheidung zu treffen, sprechen Sie mit Ihrem Arzt über Ihre Vorlieben und Bedenken.

- Ihr Gesundheitszustand: Ihre aktuellen medizinischen Probleme und Ihr allgemeiner Gesundheitszustand können Einfluss darauf haben, welcher Screening-Test empfohlen wird. Bestimmte Untersuchungen, wie z. B. Koloskopien, sind für Menschen mit bestimmten Erkrankungen und dem Bedarf an Anästhesie riskant. Um die sicherste und effizienteste Screening-Technik zu finden, ist eine ehrliche Kommunikation über Ihren Gesundheitszustand mit Ihrem Arzt erforderlich.

- Ihre individuelle oder familiäre Vorgeschichte von kolorektalen Polypen oder Krebs. Für den Fall, dass Sie an einem erblich bedingten nicht-polypösen Darmkrebs (Lynch-Syndrom) oder einer familiären adenomatösen Polyposis (FAP) leiden.

- Die Hilfsmittel für Tests und weitere Maßnahmen: Welche Vorsorgeuntersuchungen wie oft abgedeckt sind, erfahren Sie bei Ihrer Krankenkasse. Dies kann Auswirkungen auf Ihre Entscheidung haben, da Sie bestimmte Tests möglicherweise günstiger finden. Die Einhaltung eines regelmäßigen Screening-Plans ist unabhängig vom verwendeten Screening-Test von entscheidender Bedeutung. Ihr Arzt erinnert Sie nicht nur daran, wann Ihr nächster Test fällig ist, sondern kann Ihnen auch bei der Erstellung eines Screening-Plans behilflich sein.

Bei der Behandlung von Darmkrebs sind häufig die Erfahrung und der Rat eines multidisziplinären Pflegeteams erforderlich. Diese Ärztegruppe ist auf die Behandlung von Dickdarm- oder Mastdarmkrebs spezialisiert; Sie haben jedoch verschiedene medizinische Fachgebiete. Sie arbeiten zusammen, um eine erfolgreiche, speziell auf Sie zugeschnittene Behandlungsstrategie zu entwickeln.

Da Darmkrebs je nach Fachgebiet mit unterschiedlichen Methoden behandelt werden kann, führen zahlreiche Ärzte Sie möglicherweise durch verschiedene Behandlungsmöglichkeiten. Zu diesen Ärzten können gehören:

i. Gastroenterologe: Dies ist ein Spezialist für Magen-Darm- und Verdauungsprobleme.

ii. Chirurgischer Onkologe: Dies ist ein Experte für die chirurgische Behandlung von Krebs.

iii. Darmchirurg: Dieser Arzt ist kompetent in der Behandlung von Erkrankungen des Dickdarms und des Mastdarms.

iv. Strahlenonkologen: Dieser Arzt ist auf die Zerstörung von Krebszellen durch Strahlenbehandlung spezialisiert.

v. Ein medizinischer Onkologe: Dieser Arzt konzentriert sich auf Krebsbehandlungen, einschließlich Chemotherapie.

Als Teil Ihres Pflegeteams können Sie auch Treffen mit Krankenschwestern, auf Krebsbehandlung spezialisierten Ernährungsberatern, Apothekern, Sozialarbeitern und Psychologen abhalten.

Ihr Krebsbehandlungsteam berücksichtigt bei der Erstellung und Anpassung Ihrer Behandlungsstrategie möglicherweise eine Reihe von Dingen.

Die Bedeutung der kontinuierlichen Darmkrebsvorsorge.

Regelmäßige Vorsorgeuntersuchungen können helfen, viele Darmkrebserkrankungen zu vermeiden. Präkanzeröse Polypen oder abnormale Wucherungen im Dickdarm oder Mastdarm können durch eine Vorsorgeuntersuchung erkannt und entfernt werden, bevor sie sich zu Krebs entwickeln. Darmkrebs ist gut behandelbar, wenn er frühzeitig erkannt wird, weshalb eine Vorsorgeuntersuchung von entscheidender Bedeutung ist. Typischerweise zeigt Darmkrebs im Frühstadium keine Anzeichen. Wenn sich der Krebs verschlimmert, treten häufig Symptome auf.

Die Bedeutung der routinemäßigen Darmkrebsvorsorgeuntersuchung kann nicht hoch genug eingeschätzt werden. Regelmäßige Vorsorgeuntersuchungen sind aus folgenden Hauptgründen unerlässlich:

- Früherkennung: Im Frühstadium zeigt Darmkrebs häufig keine Symptome. Durch häufige Vorsorgeuntersuchungen können präkanzeröse Polypen oder Krebs im Frühstadium entdeckt werden, wenn er am besten behandelbar ist. Sowohl Behandlungsergebnisse als auch Überlebensraten können durch eine frühzeitige Erkennung erheblich gesteigert werden.

- Krebsprävention: Bestimmte Vorsorgeverfahren, wie etwa eine Darmspiegelung, können neben der Krebserkennung auch präkanzeröse Polypen während der Operation entfernen und so die Entstehung von Krebs verhindern.

- Reduzierung der Sterblichkeit: In den USA ist Darmkrebs die zweithäufigste krebsbedingte Todesursache. Regelmäßige Vorsorgeuntersuchungen senken die Sterblichkeitsrate, da Krebs in einem heilbareren Stadium erkannt wird.

- Reduzierung invasiver Behandlungen: Wenn Krebs in einem fortgeschrittenen Stadium entdeckt wird, sind häufig schwerwiegendere und invasivere Therapien wie Bestrahlung, Chemotherapie und Operation erforderlich. Durch die Erkennung von Krebs in einem früheren, besser kontrollierbaren Stadium kann ein routinemäßiges Screening dazu beitragen, die Notwendigkeit dieser harten Therapien zu vermeiden.

- Bessere Lebensqualität: Menschen mit Darmkrebs können durch eine frühzeitige Erkennung und Behandlung eine höhere Lebensqualität haben. Es kann die geistige und körperliche Belastung durch fortgeschrittenen Krebs verringern.

- Kostengünstig: Mit der Zeit kann sich ein routinemäßiges Screening auf Darmkrebs als finanziell vorteilhaft erweisen. Die Behandlung von Krebs im Frühstadium ist in der Regel kostengünstiger als die Behandlung von Krebs im Spätstadium, was häufig umfangreichere medizinische Eingriffe erfordert.

- Maßgeschneiderte Risikobewertung: Screening ermöglicht eine individuelle Risikobewertung. Häufigere oder frühere Tests können für Menschen mit einer familiären Vorgeschichte von Darmkrebs oder bestimmten Risikofaktoren von Vorteil sein, da die Früherkennung ihnen dabei hilft, ihr individuelles Risikoprofil zu verwalten.

- Auswirkungen auf die öffentliche Gesundheit: Durch die Senkung der Gesamtinzidenz von Darmkrebs können routinemäßige Vorsorgeuntersuchungen erhebliche positive

Auswirkungen auf die öffentliche Gesundheit haben. Es kann die Gesundheitssysteme entlasten und die Gesundheitskosten senken.

☐ Komfort: Wenn Sie wissen, dass Sie mit Routineuntersuchungen proaktiv ein Auge auf Ihre Gesundheit haben, können Sie beruhigt sein und die Ängste abbauen, die mit der Sorge über Krebs einhergehen, der noch nicht entdeckt wurde.

☐ Förderung des Gesundheitsbewusstseins: Menschen, die sich einer Routineuntersuchung unterziehen, nehmen mit größerer Wahrscheinlichkeit eine aktive Rolle für ihre Gesundheit ein. Es erweitert das Wissen über Darmkrebs und betont den Wert der Früherkennung.

KAPITEL 6

Behandlungsoption für Darmkrebs

Um den gesamten Umfang einer Darmkrebsdiagnose zu ermitteln, sind möglicherweise weitere Tests erforderlich. Dies wird als Krebsstadium bezeichnet. Bei der Entwicklung einer Behandlungsstrategie berücksichtigt das Ärzteteam das Stadium der Krebserkrankung.

Stadien von Darmkrebs

Es gibt vier Stadien von Dickdarmkrebs: 0 bis 4. Die niedrigsten Zahlen deuten darauf hin, dass sich der gesamte Krebs in der Darmschleimhaut befindet. Stadium 4 zeigt an, dass der Krebs fortgeschritten ist und sich auf mehrere Körperteile ausgeweitet hat. Metastasierter Krebs ist die Bezeichnung für Krebs, der sich ausbreitet.

Im Darmkrebs-Stadiumssystem sind enthalten:

Stufe 0: Dies kann von Medizinern als Krebs in situ bezeichnet werden. Dabei handelt es sich um abnormale oder potenziell krebsartige Zellen in der innersten Schicht Ihrer Dickdarmwand, der Schleimhaut.

Stufe I: Darmkrebs im Stadium I hat die Darmwand durchdrungen, sich jedoch nicht in nahegelegene Lymphknoten oder über die Muskelschicht hinaus ausgebreitet.

Stufe II: Der Krebs ist tiefer in die Darmwand vorgedrungen, hat jedoch keine benachbarten Lymphknoten erreicht. Es gibt drei Arten von Darmkrebs im Stadium II:

Stage IIA: Der Krebs hat den größten Teil der Dickdarmwand durchdrungen, die äußere Schicht jedoch noch nicht erreicht.

Stufe IIB: Der Krebs hat Ihre Darmwand durchdrungen oder ist in die äußere Schicht eingedrungen.

Stufe IIC: Der Krebs hat sich auf ein nächstgelegenes Organ ausgeweitet.

Stufe III: Ihre Lymphknoten sind zu diesem Zeitpunkt von Darmkrebs befallen. Ähnlich wie Dickdarmkrebs im Stadium II wird Dickdarmkrebs im Stadium III in drei Unterstadien unterteilt:

Stufe IIIA: Ein bis vier Lymphknoten sind von Krebs betroffen, der in der ersten oder zweiten Schicht Ihrer Dickdarmwand begann.

Stufe IIIB: Es sind nur ein bis drei Lymphknoten betroffen, aber weitere Schichten Ihrer Dickdarmwand sind vom Krebs betroffen. Dickdarmkrebs im Stadium IIIB bezieht sich auch auf Krebs, der sich auf vier oder mehr Lymphknoten ausgeweitet hat, aber weniger Schichten der Dickdarmwand befällt.

Stufe IIIC: Vier oder mehr Lymphknoten und die äußerste Schicht Ihres Dickdarms sind von Krebs betroffen. Darmkrebs im Stadium IIIC umfasst auch Krebs, der in einen oder mehrere Lymphknoten und ein nahegelegenes Organ metastasiert hat.

Stufe IV: Der Krebs hat Metastasen gebildet oder sich auf verschiedene Körperteile ausgebreitet, beispielsweise auf die Eierstöcke, die Leber oder die Lunge:

Stufe IVA: Dies ist das Stadium, in dem der Krebs ein einzelnes Organ oder weiter vom Dickdarm entfernte Lymphknoten befallen hat.

Stufe IVB: Von dem Krebs sind mehr Lymphknoten und mehr als ein weit entferntes Organ betroffen.

Stufe IVC: Von Krebs sind Bauchgewebe, Lymphknoten und entfernte Organe betroffen.

Behandlung von Darmkrebs

Im Rahmen der Behandlung von Darmkrebs ist in der Regel eine Operation erforderlich, um den Krebstumor zu entfernen. Der Ort und das Stadium des Krebses bestimmen Ihre

Behandlungsmöglichkeiten. Bei der Entwicklung eines Behandlungsplans berücksichtigt Ihr medizinisches Personal auch Ihren allgemeinen Gesundheitszustand und Ihre Entscheidungen. Sie müssen alle Optionen sorgfältig abwägen und deren Vorteile gegen mögliche Nachteile oder Risiken abwägen. In diesem Buch erfahren Sie mehr über die vielen Optionen zur Behandlung von Darmkrebs und erfahren, was Sie davon erwarten können. So können Sie gemeinsam mit Ihrem Arzt eine fundierte Entscheidung darüber treffen, welche für Sie am besten geeignet ist. Sie können eine Bchandlung nach der anderen oder in Kombination anwenden. Zu den verschiedenen Ansätzen zur Behandlung von Darmkrebs gehören:

Eine Operation

Bei der Behandlung von Darmkrebs im Frühstadium ist in der Regel eine Operation der erste Schritt. Die Art der Operation, der Sie sich unterziehen, hängt vom Stadium Ihrer Krebserkrankung, der Lage des Krebses in Ihrem Dickdarm und dem beabsichtigten Ergebnis des Eingriffs ab.

Es gibt zwei Arten von Darmkrebsoperationen:

i. **Lokale Exzision und Polypektomie:** Während einer Koloskopie können die meisten Polypen und einige Tumoren im Stadium 0 und I (frühe Dickdarmkrebszellen) entfernt werden. Bei einer Koloskopie verwendet der Chirurg ein Koloskop, einen langen, flexiblen Schlauch, an dessen Ende eine Videokamera angebracht ist. Der Chirurg schiebt es vorsichtig in Ihren Dickdarm, nachdem er es in Ihr Rektum eingeführt hat. Bei einer Koloskopie kann der Chirurg sowohl eine lokale Exzision als auch eine Polypektomie durchführen.

Bei einer Polypektomie führt der Chirurg einen Basisschnitt durch und entfernt die krebsartigen Teile des Polypen (der einem Pilzstamm ähnelt).

Etwas mehr Arbeit steckt in einem lokalen Exzisionsverfahren. Der Chirurg entfernt mit Instrumenten, die durch ein Koloskop beobachtet werden, eine kleine Menge gesundes Gewebe aus der Dickdarmwand und winzige Krebszellen aus der Innenwand Ihres Dickdarms.

ii. **Kolektomie:** Bei einer Kolektomie kann der Chirurg Ihren Dickdarm ganz oder teilweise entfernen. Darüber hinaus werden benachbarte Lymphknoten entfernt.

Es gibt zwei Möglichkeiten, wie ein Chirurg eine Kolektomie durchführen kann:

a. Bei einer offenen Kolektomie wird zur Durchführung des Eingriffs ein einziger langer Schnitt quer durch den Bauch vorgenommen.

b. Laparoskopisch unterstützte Kolektomie: Bei diesem Verfahren werden mehrere kleine Einschnitte vorgenommen und dabei spezielle Instrumente verwendet, um den Eingriff abzuschließen. Sie verwenden ein Laparoskop, ein langes, dünnes, beleuchtetes Rohr mit einer winzigen Kamera und einer daran befestigten Lampe am Ende. Dadurch erhält der Chirurg Zugang zur Innenseite Ihres Bauches.

Mögliche Nebenwirkungen einer Darmkrebsoperation

Schmerzen und Schmerzen an der Stelle, an der der Chirurg den Schnitt vorgenommen hat, sind typischerweise die Nebenwirkungen einer Darmkrebsoperation.

Auch Verstopfung oder Durchfall nach einer Operation sind mögliche Nebenwirkungen, die jedoch meist mit der Zeit verschwinden. Wenn Sie sich einer Kolostomie unterziehen, verspüren Sie möglicherweise einen Juckreiz in der Umgebung Ihres Magens. Die Reizung wird durch den Schnitt verursacht, den der Chirurg in Ihrer Bauchdecke vorgenommen hat.

Viele Menschen müssen ihren Darm nach einer Operation neu trainieren. Es könnte einige Zeit dauern und hilfreich sein, dies abzuschließen. Falls Ihre Darmfunktion nicht richtig kontrolliert wird, sollten Sie mit Ihrem Arzt sprechen.

B. Palliativpflege

Palliativpflege ist ein spezialisiertes medizinisches Fachgebiet, das sich mit der Behandlung von Schmerzen und anderen Symptomen im Zusammenhang mit lebensbedrohlichen Krankheiten befasst. Ein interdisziplinäres Team aus Fachärzten übernimmt die Palliativversorgung. Ärzte, Krankenschwestern und andere Personen mit spezieller Ausbildung können Teil des Teams sein. Ihr Hauptziel ist es, das Leben schwerkranker Menschen und ihrer Familien zu verbessern.

Palliativmedizin ist ein zusätzliches Sicherheitsnetz für Patienten, die eine Krebstherapie erhalten. Palliativpflege wird häufig zusätzlich zu etwaigen Heil- oder Zusatztherapien durchgeführt, denen Sie sich möglicherweise unterziehen. Palliativpflege kann dazu beitragen, dass sich Krebspatienten besser fühlen und länger überleben, wenn sie mit allen anderen zugelassenen Behandlungen kombiniert wird.

C. Immuntherapie

Bei der Immuntherapie handelt es sich um eine pharmakologische Behandlung, die Ihr Immunsystem zur Krebsbekämpfung nutzt. Da sich Krebszellen vor dem Immunsystem verstecken, um zu leben, kann es sein, dass das krankheitsbekämpfende Immunsystem Ihres Körpers Krebs nicht gezielt angreift. Ihr Immunsystem ist durch

Krebszellen geblendet und kann diese nicht identifizieren. Eine Immuntherapie behindert diesen Prozess. Es unterstützt die Zellen des Immunsystems bei der Lokalisierung und Beseitigung von Krebszellen.

Normalerweise wird eine Immuntherapie nur bei fortgeschrittenem Dickdarmkrebs eingesetzt. Ihr Arzt führt möglicherweise Tests an Ihren Krebszellen durch, um festzustellen, wie wahrscheinlich es ist, dass sie auf diese Behandlung reagieren.

Wenn in Ihren Darmkrebszellen bestimmte Genveränderungen festgestellt werden, kann der Arzt Ihnen Medikamente, sogenannte Checkpoint-Inhibitoren, empfehlen. Dazu können eine erhöhte Mikrosatelliteninstabilität (MSI-H) oder Veränderungen in einem Ihrer Mismatch-Reparatur-Gene (MMR) gehören. Wenn Ihr Krebs durch eine Operation nicht beseitigt werden kann, wenn er Metastasen gebildet hat – sich also auf andere Teile Ihres Körpers ausgebreitet hat – oder wenn er nach der Therapie erneut aufgetreten ist (rezidivierender Krebs), kann der Arzt diese Medikamente zur Behandlung verwenden.

Mögliche Nebenwirkungen einer Immuntherapie

Zu den Nebenwirkungen von Immuntherapie-Medikamenten können gehören:

- Brechreiz

- ☐ Appetitlosigkeit
- ☐ Erschöpfung
- ☐ Verstopfung
- ☐ Husten
- ☐ Juckreiz/Reizung
- ☐ Gelenkbeschwerden

Seltener treten schwerwiegendere Nebenwirkungen einschließlich Hautreizungen auf. Während der Behandlung können bei manchen Menschen Autoimmunreaktionen oder Infusionsreaktionen auftreten.

D. Chemotherapie

Chemotherapie ist ein medizinisches Verfahren, bei dem Krebsmedikamente intravenös gespritzt oder eingenommen werden. Die meisten Bereiche Ihres Körpers können diese Medikamente aufnehmen, da sie in Ihren Blutkreislauf gelangen und sich dort bewegen.

Chemotherapie ist eine häufige Behandlung von Darmkrebs. In den Stadien II, III und IV wird es häufig eingesetzt. Dennoch herrscht unter Fachleuten Uneinigkeit über den angemessenen Einsatz einer Chemotherapie bei kolorektalen Tumoren im Stadium II.

Der Chirurg kann eine adjuvante Chemotherapie (Chemotherapie nach der Operation) vorschlagen, wenn besondere Umstände vorliegen, die die Wahrscheinlichkeit eines erneuten Auftretens des Krebses erhöhen.

Im Verlauf der Behandlung Ihres Darmkrebses kann Ihr Arzt in unterschiedlichen Abständen eine Chemotherapie verabreichen. Sie könnten zum Beispiel Folgendes verwalten:

☐ **Adjuvante Chemotherapie:** Nach der Operation wird eine adjuvante Chemotherapie eingesetzt, um alle Krebszellen zu eliminieren, die der Chirurg während der Operation möglicherweise übersehen hat, weil sie zu klein waren, um sie sehen zu können. Außerdem wird es verwendet, um Krebszellen auszurotten, die möglicherweise aus dem zugrunde liegenden Dickdarm- (oder Rektum-) Krebs ausgewandert sind und sich in andere Körperbereiche eingenistet haben, die zu klein sind, als dass der Arzt sie mithilfe bildgebender Tests erkennen könnte. Eine adjuvante Chemotherapie verringert die Wahrscheinlichkeit, dass der Krebs erneut auftritt.

☐ **Neoadjuvante Chemotherapie vor der Operation:** Ziel dieser Behandlung ist es, die Größe Ihres Krebses zu verkleinern, sodass er leichter entfernt werden kann. Es kann auch mit Strahlung verwendet werden.

Normalerweise wird Rektumkarzinom auf diese Weise behandelt.

Wenn sich fortgeschrittener Krebs auf andere Organe wie die Leber ausgebreitet hat, kann eine Chemotherapie zur Behandlung eingesetzt werden.

Die Chemotherapie unterstützt die Schrumpfung des Tumors und lindert alle damit verbundenen Probleme. Eine Chemotherapie kann Ihr Leben verlängern und Ihre Lebensqualität verbessern, aber sie wird nicht immer ein Heilmittel gegen Krebs sein.

Vor einer Operation kann auch eine Chemotherapie eingesetzt werden, um einen großen Tumor zu verkleinern, sodass er leichter entfernt werden kann.

Eine Chemotherapie kann auch zur Behandlung von Darmkrebssymptomen eingesetzt werden, die operativ nicht behandelt werden können oder in andere Körperregionen verlagert sind.

Mögliche Nebenwirkungen einer Chemotherapie

Mögliche Nebenwirkungen einer Chemotherapie variieren je nach Art und Umfang der Behandlung. Darüber hinaus hängt es davon ab, wie lange Sie es erhalten.

Typische Nebenwirkungen einer Chemotherapie können sein:

- Erbrechen und Übelkeit
- Haarausfall
- Durchfall
- Appetitverlust oder Gewichtsverlust
- Veränderungen der Haut
- Veränderungen an den Nägeln
- Blasen/Wunden im Mund
- Die roten Blutkörperchen in Ihrem Knochenmark können möglicherweise durch eine Chemotherapie beeinträchtigt werden.

Die meisten Nebenwirkungen einer Chemotherapie verschwinden nach Ende der Behandlung allmählich. Die Chemotherapie wird von Ärzten in Zyklen durchgeführt, mit einer Pause dazwischen, damit sich der Körper des Patienten an die Nebenwirkungen gewöhnen kann. Die Zyklen dauern normalerweise zwei bis drei Wochen, der Zeitplan ändert sich jedoch je nach den Medikamenten, die Sie einnehmen.

E. Strahlentherapie

Bei der Strahlentherapie werden starke Strahlungsstrahlen eingesetzt, um sich auf Krebszellen zu konzentrieren. Protonen, Röntgenstrahlen und andere Quellen sind mögliche

Energiequellen. Da diese Art von Tumor in der Regel in die Nähe seiner ursprünglichen Lokalisation zurückkehrt, wird er häufig zur Behandlung von Rektumkrebs eingesetzt. Die Strahlentherapie wird von Medizinern nicht häufig zur Behandlung von Darmkrebs eingesetzt.

Vor einer Operation kann eine Strahlenbehandlung dazu beitragen, dass ein großer Krebs schrumpft, sodass er leichter entfernt werden kann. Eine Strahlentherapie kann zur Behandlung von Symptomen wie Beschwerden eingesetzt werden, wenn eine Operation nicht in Frage kommt. Einige Patienten erhalten gleichzeitig eine Chemotherapie und eine Strahlentherapie. Mögliche Nebenwirkungen einer Strahlentherapie

Mögliche Nebenwirkungen einer Strahlentherapie sind:

- Schwierige Wundheilung, wenn Sie vor der Operation eine Strahlentherapie erhalten.
- Hautreizungen (die sich als Rötung, Abschälen oder Blasenbildung äußern können) im Zielbereich des Strahlenbündels.
- Brechreiz
- Erschöpfung/Müdigkeit
- Zu den Symptomen einer rektalen Reizung gehören Schmerzen beim Stuhlgang, Durchfall und Blut im Stuhl.

- Eine Blasenreizung kann zu Symptomen wie Brennen beim Wasserlassen, Blut im Urin oder dem Wunsch führen, häufiger die Toilette aufzusuchen.
- Darminkontinenz oder Stuhlaustritt.
- Verwachsungen, Narbenbildung und Fibrose, die dazu führen, dass das Gewebe im behandelten Bereich zusammenbleibt.
- Sexuelle Probleme (Vaginalbeschwerden bei Frauen, Erektionsprobleme bei Männern)

Nach Abschluss der Behandlung sollten die meisten Nebenwirkungen der Strahlentherapie verschwinden, einige können jedoch bestehen bleiben. Wenn bei Ihnen anhaltende Nebenwirkungen auftreten, wenden Sie sich umgehend an Ihren Arzt, damit er Ihnen bei der Behandlung oder Linderung dieser Nebenwirkungen helfen kann.

F. Medikamente mit Spezifität

Bei der gezielten medikamentösen Therapie werden Medikamente eingesetzt, die auf bestimmte Verbindungen in Krebszellen abzielen. Krebszellen können durch spezifische medikamentöse Therapien abgetötet werden, die diese Substanzen blockieren. Eine Chemotherapie wird in der Regel zusätzlich zu gezielten Medikamenten verabreicht. Normalerweise werden sie nur Patienten mit fortgeschrittenem Darmkrebs verabreicht.

Mögliche nachteilige Folgen

Je nachdem, welche Art Sie erhalten, kann eine gezielte medikamentöse Therapie unterschiedliche Nebenwirkungen haben. Mögliche Nebenwirkungen sind:

- Müdigkeit
- Blutung
- Appetitverlust
- Müdigkeit oder übermäßige Erschöpfung
- Erbrechen
- Wunden/Blasen im Mund
- Migräne
- Bluthochdruck
- Geringe Anzahl weißer Blutkörperchen (kann das Infektionsrisiko erhöhen)

- Müdigkeit

Einige Faktoren, wie Ihr allgemeiner Gesundheitszustand und alle vorherigen Behandlungen, die Sie erhalten haben, bestimmen, welche Kur Sie anwenden sollten. Der Arzt wird eine andere Therapie ausprobieren, wenn die erste nicht funktioniert.

G. Embolisation und Ablation

Wenn sich Dickdarmkrebs im Stadium IV auf mehrere kleine Tumoren in der Leber oder Lunge ausgebreitet hat, kann der Chirurg entscheiden, die Tumore operativ zu entfernen oder alternative Methoden wie Embolisation oder Ablation anzuwenden, um sie abzutöten.

Sobald der Chirurg alle größeren Krebszellen in Ihrem Dickdarm (oder Rektum) chirurgisch entfernt hat, kann er eine Ablation oder Embolisation einsetzen, um kleinere Krebszellen in anderen Bereichen Ihres Körpers zu beseitigen.

Mögliche Nebenwirkungen der Ablation

Es gibt viele verschiedene Arten von Ablationsmethoden. Wenn ein Tumor einen Durchmesser von weniger als 4 cm hat, verwenden Ärzte Ablationsverfahren, um ihn zu entfernen, anstatt ihn operativ zu entfernen.

Mögliche Nebenwirkungen der Ablationstherapie sind:

- Hohe Temperatur/Fieber

- Magenschmerzen

- Ungewöhnlicher Lebertest

- Lebererkrankung/-infektion

- Blutungen in der Brusthöhle oder im Bauchraum

Obwohl sie selten sind, können schwerwiegende Probleme auftreten.

Embolisation

Bei der Behandlung von Lebertumoren setzt der Arzt die Embolisation ein. Um die Blutversorgung des Tumors zu verringern oder zu stoppen, wird während dieses Vorgangs ein Medikament direkt in eine Arterie in Ihrer Leber injiziert.

Folgende mögliche Nebenwirkungen einer Embolisierung sind möglich:

- Fieber

- Brechreiz

- Magenschmerzen

- Entzündung der Gallenblase

- Lebererkrankung/-infektion

- Ungewöhnlicher Lebertest

- Blutgerinnsel in den Hauptblutarterien Ihrer Leber

Patienten müssen normalerweise nicht im Krankenhaus bleiben, um Embolisations- oder Ablationsverfahren durchzuführen.

Klinische Versuche

Da jeder Mensch einzigartig ist, wird auch seine Reaktion auf die Therapie von Darmkrebs einzigartig sein. Solange Sie eine rechtzeitige und genaue Therapie erhalten, können Sie optimistisch in die Zukunft blicken.

Während bei den meisten Darmkrebspatienten kein Wiederauftreten auftritt, kann es bei etwa 35 bis 40 Prozent der Patienten, die sich einer Operation mit oder ohne Chemotherapie unterziehen, innerhalb von drei bis fünf Jahren nach der Behandlung zu einem Wiederauftreten des Krebses kommen.

Standardisierte Routinetherapien funktionieren möglicherweise nicht immer.

Dennoch bergen experimentelle Therapien Potenzial. Klinische Studien werden von Forschern genutzt, um immer wieder neue Therapieansätze zu testen. Normalerweise haben diejenigen, die nicht an der Studie teilnehmen, keinen Zugriff darauf. Viele Menschen sind optimistisch und glauben, dass sich experimentelle Behandlungen lohnen, auch wenn es keine Garantie dafür gibt, dass sie hilfreich sind.

Forscher und Mediziner sind ständig auf der Suche nach wirksameren Strategien zur Behandlung von Darmkrebs und seinen Patienten. Um die Wissenschaft zu verbessern, entwerfen Wissenschaftler und Angehörige der Gesundheitsberufe Forschungsstudien (auch als klinische Studien bezeichnet) mit Freiwilligen. Alle von der FDA zugelassenen Medikamente wurden klinischen Studien unterzogen.

Alle Stadien und Formen von Darmkrebs werden im Rahmen klinischer Studien behandelt. Moderne Darmkrebsbehandlungen sind Gegenstand zahlreicher Studien, die darauf abzielen, ihre Sicherheit, Wirksamkeit und potenzielle Überlegenheit gegenüber bestehenden Behandlungen zu ermitteln. Einige konzentrieren sich auf die Verbesserung aktueller Therapien.

In klinischen Studien werden neue Medikamente, neue Therapieschemata, neue Ansätze zur Bestrahlung oder Operation sowie neue Behandlungskombinationen bewertet.

KAPITEL 7

Umgang mit der Diagnose/Behandlung von Darmkrebs

Jede Krebsbehandlung kann unbeabsichtigte Folgen haben oder Ihren körperlichen und emotionalen Zustand verändern. Selbst wenn Menschen dieselbe Behandlung für dieselbe Krebsart erhalten, treten aus verschiedenen Gründen möglicherweise nicht dieselben Nebenwirkungen auf. Aus diesem Grund kann es schwierig sein, einzuschätzen, wie Sie sich während der Therapie fühlen werden.

Wenn Sie bereit sind, mit der Krebstherapie zu beginnen, machen Sie sich häufig Sorgen über Nebenwirkungen. Dennoch ist es beruhigend zu wissen, dass Ihr medizinisches Team alle Anstrengungen unternehmen wird, um Nebenwirkungen zu minimieren und zu vermeiden. Palliativpflege, auch unterstützende Pflege genannt, ist ein Bestandteil der Krebsbehandlung. Unabhängig von Ihrem Alter oder dem Stadium Ihrer Erkrankung ist es ein entscheidender Bestandteil Ihres Behandlungsansatzes.

Umgang mit therapeutischen Nebenwirkungen

Das Stadium des Krebses, die Dauer und Dosierung der Behandlung sowie Ihr allgemeiner Gesundheitszustand sind einige der Variablen, die sich auf Ihre körperliche Gesundheit auswirken.

Während der Behandlung von Darmkrebs kommt es bei vielen Patienten zu Ernährungsschwierigkeiten (Essunfähigkeit).

Besprechen Sie Ihre Erfahrungen regelmäßig mit Ihrem medizinischen Personal. Es ist von entscheidender Bedeutung, sie über neue Nebenwirkungen oder Änderungen bestehender Nebenwirkungen zu informieren. Sie können Wege finden, Ihre Nebenwirkungen in den Griff zu bekommen oder zu lindern, damit Sie sich entspannter fühlen und möglicherweise verhindern, dass sich die Nebenwirkungen verschlimmern, wenn sie wissen, wie Sie sich fühlen.

Das Führen einer Aufzeichnung Ihrer Nebenwirkungen könnte von Vorteil sein, um Diskussionen über etwaige Anpassungen mit Ihrem medizinischen Team zu erleichtern. Es ist bekannt, dass die Behandlung von Krebs schwerwiegende negative Auswirkungen hat. Beispielsweise kann eine Chemotherapie neben Haarausfall auch zu verminderten Blutwerten, Übelkeit und sogar Erbrechen führen. Einige Medikamente verursachen Kribbeln oder Schmerzen in den Nerven, andere verursachen Hautausschläge. Patienten können bei verschiedenen Krebsbehandlungen unterschiedliche Erfahrungen machen und unterschiedliche Nebenwirkungen haben. Es ist von entscheidender Bedeutung, dass Patienten und Ärzte regelmäßig über die besonderen Symptome eines Patienten sprechen, damit der Behandlungsplan so angepasst werden kann, dass es dem Patienten besser geht.

Nach Abschluss der Therapie können gelegentlich Nebenwirkungen bestehen bleiben. Mediziner bezeichnen dies als chronische Nebenwirkungen. Spätfolgen sind Nebenwirkungen, die Monate oder Jahre nach Behandlungsbeginn auftreten. Einer der wichtigsten Aspekte der Hinterbliebenenversorgung ist der Umgang mit Spät- und Langzeitfolgen.

Umgang mit den sozialen und emotionalen Folgen der Darmkrebsdiagnose

Die Diagnose Krebs kann soziale und emotionale Auswirkungen haben. Dies kann bedeuten, dass Sie Ihren Stresspegel kontrollieren oder mit einer Reihe von Emotionen umgehen müssen, darunter Wut, Sorge und Trauer. Menschen fällt es manchmal schwer, ihren Lieben zu sagen, was sie wirklich fühlen.

Bestimmte Menschen haben herausgefunden, dass das Gespräch mit einem Berater oder Sozialarbeiter in der Onkologie ihnen dabei helfen kann, bessere Bewältigungsstrategien und Gesprächsanstöße zum Thema Krebs zu finden.

Methoden wie Yoga, Achtsamkeit und Meditation können helfen, Stress abzubauen und die emotionale Gesundheit zu verbessern. Sie können diese Techniken in Ihren Alltag integrieren, um sich zu entspannen.

Während der gesamten Behandlung können Sie Ihr allgemeines Wohlbefinden verbessern und Ihr Energieniveau steigern, indem Sie die Empfehlungen Ihres Gesundheitsteams für eine nahrhafte Ernährung und häufige Bewegung befolgen.

Es ist normal, sich zurückziehen zu wollen, aber bemühen Sie sich, mit anderen in Kontakt zu bleiben. Sich an angenehmen Aktivitäten zu beteiligen und sich mit geliebten Menschen zu beschäftigen, kann eine positive emotionale Wirkung haben.

Erkennen Sie, dass das Leben mit Darmkrebs ein fortlaufender Prozess ist. Setzen Sie sich vernünftige Ziele und erkennen Sie auf dem Weg dorthin kleinere Erfolge an. Achten Sie darauf, was Sie verwalten und anpassen können, wenn sich die Umstände ändern.

Leben als Überlebender von Darmkrebs

Durch die Behandlung von Darmkrebs kann die Krankheit in vielen Fällen ausgerottet werden. Der Abschluss einer Behandlung kann aufregend und besorgniserregend zugleich sein. Auch wenn Sie froh sind, dass Ihre Behandlung beendet ist, kann es schwierig sein, sich keine Sorgen darüber zu machen, dass der Krebs wiederkehren könnte. Eine häufige Ursache dafür ist Krebs.

Manche Menschen erholen sich möglicherweise nie vollständig von Darmkrebs. Um den Krebs so lange wie möglich unter Kontrolle zu halten, erhalten einige Patienten möglicherweise regelmäßige Chemotherapie, Strahlentherapie oder andere Behandlungen. Es kann herausfordernd und äußerst frustrierend sein, herauszufinden, wie man mit einer Krebserkrankung leben kann, die nicht bessert.

Plan für die Hinterbliebenenversorgung

Besprechen Sie mit Ihrem Arzt die Erstellung eines Plans für Ihre Hinterbliebenenversorgung. Diese Strategie kann bestehen aus:

- Eine empfohlene Reiseroute für zusätzliche Untersuchungen und Tests
- eine Liste möglicher Langzeit- oder Spätnebenwirkungen Ihrer Medikamente, zusammen mit Warnzeichen und wann Sie Ihren Arzt anrufen sollten.

- Ein Zeitplan für zusätzliche Untersuchungen, die Sie möglicherweise in der Zukunft benötigen, z. B. Screening-Tests für andere Krebsarten als Brustkrebs oder Früherkennungstests.

- Ratschläge, wie Sie Ihre Ernährung und körperliche Bewegung anpassen können, damit Sie sich besser fühlen und möglicherweise die Wahrscheinlichkeit einer Rückkehr des Krebses verringert werden

- Erinnerungen daran, regelmäßige Kontrolluntersuchungen bei Ihrem Hausarzt zu vereinbaren, der alle Aspekte Ihrer allgemeinen Gesundheitsfürsorge, einschließlich aller notwendigen Krebsvorsorgeuntersuchungen, überwacht.

Nachsorge nach Darmkrebs

Nach Abschluss Ihrer Behandlung werden Sie wahrscheinlich noch Jahre lang Ihren Arzt aufsuchen. Es ist von entscheidender Bedeutung, dass Sie alle Ihre Folgetermine wahrnehmen. Ihre Ärzte werden sich bei diesen Terminen nach etwaigen Problemen erkundigen und möglicherweise Untersuchungen, Labortests oder Bildgebungstests durchführen, um nach Nebenwirkungen der Therapie oder Symptomen einer Rückkehr des Krebses zu suchen.

Das Stadium Ihres Tumors und die Wahrscheinlichkeit, dass er erneut auftritt, haben Einfluss darauf, wie oft Sie Untersuchungen und Nachsorgetermine benötigen.

Fast jede Krebsbehandlung kann nachteilige Folgen haben. Während einige nach ein paar Tagen oder Wochen verschwinden können, können andere sehr lange anhalten. Es ist möglich, dass einige Nebenwirkungen Jahre nach Abschluss der Behandlung auftreten. Sie sollten während Ihrer Termine alle Änderungen, Probleme oder Sorgen sowie alle Fragen, die Sie haben, mit Ihrem Arzt besprechen.

Arztbesuche und Tests

Viele Ärzte raten Ihnen, sich in den ersten Jahren nach der Operation alle drei bis sechs Monate einer körperlichen Untersuchung und einigen der unten aufgeführten Tests zu unterziehen und dann in den folgenden Jahren etwa alle sechs Monate, wenn keine anhaltenden Symptome bestehen Krebs. Bei Patienten, die wegen Krebserkrankungen im Frühstadium behandelt wurden, ist dies möglicherweise weniger häufig.

Darmspiegelung

Im Allgemeinen wird Ihr Arzt etwa ein Jahr nach der Operation eine Darmspiegelung empfehlen. Die meisten Menschen benötigen drei Jahre lang keine weitere Behandlung, wenn die Ergebnisse gesund sind. Zukünftige Prüfungen können oft etwa alle fünf Jahre angesetzt werden, wenn die Prüfungsergebnisse normal sind. Der Test muss möglicherweise häufiger durchgeführt werden, wenn bei der Koloskopie abnormale Regionen oder Polypen festgestellt werden.

Protoskopie

Für den Fall, dass Ihr Rektumkarzinom durch eine transanale Exzision (über Ihren Anus) entfernt wurde, wird Ihr Arzt Ihnen wahrscheinlich empfehlen, in den ersten Jahren nach der Operation etwa alle drei bis sechs Monate eine Proktoskopie durchführen zu lassen, in den folgenden Jahren etwa alle sechs Monate ein paar Jahre. Dies ermöglicht es dem Arzt, die Region, in der sich der Krebs befand, genau zu untersuchen, um festzustellen, ob der Krebs möglicherweise erneut auftritt.

Bildgebende Untersuchungen

Das Stadium Ihrer Krebserkrankung und weitere Variablen bestimmen die Wahrscheinlichkeit, dass Ihr Arzt bildgebende Untersuchungen vorschlägt. Bei Menschen mit einem höheren Risiko eines erneuten Auftretens, insbesondere in den ersten Jahren nach der Behandlung, können CT-Scans regelmäßig durchgeführt werden, beispielsweise alle sechs Monate bis zu einem Jahr. In den ersten Jahren nach der Entfernung von Leber-

oder Lungentumoren können sich Patienten alle drei bis sechs Monate einer Ultraschalluntersuchung unterziehen.

Bluttest auf Tumormarker

Im Blut bestimmter Patienten mit Darmkrebs ist eine als Tumormarker bekannte Chemikalie namens Karzinoembryonales Antigen (CEA) vorhanden. Vor Beginn der Behandlung messen Ärzte mithilfe einer Blutuntersuchung den Wert dieses Markers.

Bei Ihrem Nachsorgetermin, der in den ersten Jahren nach der Behandlung normalerweise alle 3 bis 6 Monate und in den nächsten Jahren etwa alle 6 Monate stattfindet, kann der Wert erneut untersucht werden, wenn er anfangs hoch war und dann abfiel normalisiert sich nach der Operation. Wenn der CEA-Spiegel erneut ansteigt, kann dies ein Hinweis darauf sein, dass der Krebs zurückgekehrt ist. Um den Ort des Wiederauftretens zu bestimmen, können bildgebende Untersuchungen oder Koloskopien durchgeführt werden.

Es ist unwahrscheinlich, dass Tumormarkerwerte als Prädiktor für ein Wiederauftreten nützlich sind, wenn sie zum Zeitpunkt der ersten Entdeckung des Krebses nicht erhöht waren.

KAPITEL 8

Prävention von Darmkrebs und Änderungen des Lebensstils

Ab dem 45. Lebensjahr sind regelmäßige Darmkrebsvorsorgeuntersuchungen die wirksamste Methode, um das Risiko einer Erkrankung zu senken.

Die meisten kolorektalen Tumoren beginnen als abnormales Wachstum, sogenannte präkanzeröse Polypen im Dickdarm oder Rektum. Es kann Jahre dauern, bis sich aufgrund des Vorhandenseins solcher Polypen ein invasiver Krebs im Dickdarm bildet. Im Anfangsstadium zeigen sie möglicherweise gar keine Symptome.

Präkanzeröse Polypen können durch die Darmkrebsvorsorge erkannt und entfernt werden, bevor sie sich zu Krebs entwickeln. Darmkrebs wird auf diese Weise vermieden. Darüber hinaus kann das Screening Darmkrebs frühzeitig erkennen, wenn die Therapie am effektivsten ist.

Weitere Strategien zur Vermeidung von Darmkrebs sind:

Eine Diät

☐   **Begrenzen Sie Ihren Verzehr von rotem und verarbeitetem Fleisch:** Studien haben gezeigt, dass das Darmkrebsrisiko um 18 % steigt, wenn täglich zwei Scheiben (50 Gramm) verarbeitetes Mittagsfleisch verzehrt werden. Der Verzehr von rotem Fleisch erhöht das Darmkrebsrisiko um 12 % pro 100 Gramm. Aus diesem Grund ist es viel besser, rotes und verarbeitetes Fleisch durch Mahlzeiten mit Hühnchen, Fisch und Bohnen zu ersetzen.

☐   **Ernähren Sie sich gesund:** Verzehren Sie im Rahmen einer nahrhaften Ernährung eine Reihe von Obst, Gemüse und Vollkornprodukten. Mineralien, Ballaststoffe, Vitamine und Antioxidantien, die in Obst, Gemüse und Vollkornprodukten enthalten sind, können zur Krebsvorbeugung beitragen. Der Verzehr einer Ernährung, die aus Obst, Gemüse und Vollkornprodukten besteht, ist sehr hilfreich bei der Krebsvorbeugung. Dies ist auf ihren hohen Gehalt an Ballaststoffen, Vitaminen, Mineralien und Antioxidantien zurückzuführen.

Wählen Sie eine Auswahl an Obst und Gemüse, um sicherzustellen, dass Sie eine Vielzahl an Mineralien und Vitaminen erhalten.

- **Erhöhter Ballaststoffverbrauch:** Der Ballaststoffverbrauch sollte erhöht werden, da Untersuchungen ergeben haben, dass der Ballaststoffkonsum das Risiko für bestimmte Arten von Darmkrebs erheblich senkt. Studien haben gezeigt, dass eine Erhöhung der täglichen Ballaststoffaufnahme um fünf Gramm die Sterblichkeitsrate durch Darmkrebs um 18 % senken kann.

- **Erkennen Sie Ihre Fette:** Die Lebensmittel, die wir essen, enthalten sowohl „gute" als auch „schlechte" Fette. Darmkrebs kann teilweise durch mehrfach ungesättigte Omega-3-Fettsäuren verhindert werden, die in Nüssen, Samen und einer Vielzahl von Meeresfrüchten enthalten sind. Sie reduzieren Darmkrebszellen, indem sie Entzündungen reduzieren und die Hormonsignalisierung positiv beeinflussen. Um die genaue Wirkung und notwendige Dosierung zu ermitteln, werden umfangreiche randomisierte kontrollierte Studien durchgeführt.

  Darüber hinaus verringert die Aufrechterhaltung eines gesunden Körpergewichts das Risiko von Darmkrebs, was ein weiterer Vorteil von Omega-3-Fettsäuren ist.

  Umgekehrt besteht möglicherweise ein positiver Zusammenhang zwischen gesättigten Fettsäuren und dem

Auftreten von Darmkrebs. Gerichte wie Butter, Eis, rotes Fleisch und frittierte Gerichte enthalten diese Fette.

☐ **Betrachten Sie Vitamin D:** In den USA sind unzureichende Mengen dieses Vitamins weit verbreitet und werden mit einem Anstieg der Darmkrebsinzidenz in Verbindung gebracht. Sie können Ihren Spiegel in einem gesunden Bereich halten, indem Sie jeden Tag etwas Sonne tanken und Lebensmittel mit hohem Vitamin-D-Gehalt wie Eier, Lachs und mit Vitamin D angereicherte Pflanzenmilch zu sich nehmen.

Für Menschen zwischen 1 und 70 Jahren sollten täglich 600 IE Vitamin D eingenommen werden, für Kleinkinder unter einem Jahr 400 IE und für Personen über 70 800 IE täglich.

B. Gesunde Entscheidungen

Bestimmten Untersuchungen zufolge können Menschen ihr Risiko, an Darmkrebs zu erkranken, senken, indem sie Folgendes tun:

☐ **Sich körperlich betätigen oder steigern:** Bemühen Sie sich, an den meisten Tagen mindestens eine halbe Stunde lang Sport zu treiben. Wenn Sie noch nicht trainiert haben, beginnen Sie vorsichtig und steigern Sie die Dauer mit der Zeit auf 30 Minuten.

Sie können Ihr Darmkrebsrisiko um bis zu 25 % senken, indem Sie tägliche Spaziergänge, Gartenarbeit, Fitnessstudios oder andere Formen der Bewegung in Ihr Programm integrieren. Menschen, die regelmäßig Sport treiben, haben auch ein geringeres Risiko, nach Erhalt einer Diagnose zu sterben.

Konsultieren Sie außerdem einen medizinischen Experten, bevor Sie mit einem Trainingsprogramm beginnen.

- **Ein gesundes Gewicht halten:** Es ist wichtig, einen geeigneten Körperbau beizubehalten, da Fettleibigkeit das Risiko für Darmkrebs erhöht. Wenn Ihr Gewicht im gesunden Bereich liegt, versuchen Sie, es durch gesunde Ernährung und tägliche Bewegung zu halten. Wenn Sie übergewichtig sind, beginnen Sie mit einem Trainingsprogramm, um Gewicht zu verlieren und Ihre Kalorienaufnahme zu kontrollieren.

  Erkundigen Sie sich bei Ihrem medizinischen Personal nach sicheren Ansätzen zur Erreichung Ihres Ziels. Reduzieren Sie Ihre Kalorienaufnahme und steigern Sie Ihre körperliche Aktivität, um schrittweise Gewicht zu verlieren.

- **Einschränkung des Alkoholkonsums:** Forschungsanalysen zeigten, dass hoher Alkoholkonsum im Vergleich zu niedrigem Alkoholkonsum das

Darmkrebsrisiko um 15 % erhöhte. Alkohol zerstört Zellen, verändert die Hormonreaktion und beeinträchtigt die Aufnahme von Nährstoffen und das Gewicht. Die beste Vorgehensweise besteht darin, entweder ganz auf Alkohol zu verzichten oder, wenn es sein muss, den Konsum auf nicht mehr als ein Getränk pro Tag für Frauen und zwei für Männer zu beschränken.

☐ **Vermeiden Sie das Rauchen oder hören Sie damit auf:** Von allen Krankheitsfaktoren scheint Rauchen den stärksten Zusammenhang mit Darmkrebs zu haben. Es ist auch die Aktion, die das Risiko am stärksten erhöht. Im Vergleich zu Nichtrauchern haben Raucher ein um 50 % erhöhtes Risiko, an Darmkrebs zu erkranken.

Die einzige Möglichkeit für Raucher, ihre Risikoanfälligkeit zu verringern, besteht darin, vollständig aufzugeben. Es könnte schwierig sein. Denken Sie daher darüber nach, Medikamente zu besprechen oder sich mit Ihrem Arzt beraten zu lassen.

Ernährungsempfehlungen zur Vorbeugung von Darmkrebs.

Ihre Ernährung und Getränke können wirksame Vorbeugungsmaßnahmen gegen Darmkrebs sein. Ihre

Darmgesundheit ist ein wichtiger Faktor für die Gesundheit von Dickdarm und Mastdarm und kann durch eine regelmäßige, nährstoffreiche Ernährung verbessert werden.

Betrachten Sie Lebensmittel als Medizin; Indem Sie Ihre Lebensmittel mit Bedacht auswählen, können Sie Ihrem Körper die Nährstoffe zuführen, die er zur Vorbeugung oder Bekämpfung von Krebszellen benötigt. Einige Lebensmittel, die Sie in Ihre Ernährung aufnehmen sollten, sind:

Fesselnde Früchte: Früchte sind eine großartige Quelle für Ballaststoffe, Antioxidantien und sekundäre Pflanzenstoffe, die alle das Risiko von Darmkrebs und anderen Verdauungsproblemen senken. Früchte wie Äpfel, Preiselbeeren, Blaubeeren, Melonen, Mangos, Orangen, Grapefruit, Kirschen, Rotkohl und Birnen sind einige köstliche und gesunde Optionen.

Nüsse: Nüsse sind reich an Ballaststoffen, Antioxidantien und gesunden Fettsäuren und tragen dazu bei, das Risiko für Darmkrebs und Typ-2-Diabetes zu senken. Baumnüsse – Mandeln, Cashewnüsse, Haselnüsse, Pekannüsse, Pistazien, Leinsamen, Walnüsse und Macadamianüsse – sind die besten Optionen.

Nicht stärkehaltiges Gemüse: Verschiedene Gemüsesorten sind reich an Ballaststoffen, Vitaminen, Mineralien und sekundären Pflanzenstoffen, die die Gesundheit verbessern. Andererseits kann der Verzehr von zu viel stärkehaltigem Gemüse wie Kartoffeln, Mais und Erbsen das Risiko für Typ-2-Diabetes erhöhen, eine gefährliche Erkrankung, die auch das Risiko für Darmkrebs erhöht. Daher ist es ratsam, sich auf nicht stärkehaltiges Gemüse zu konzentrieren, darunter Grünkohl, Pak Choi, Hülsenfrüchte, Tomaten, Salat, Spinat, Sellerie, Gurken, Brokkoli, Kohl, Rosenkohl, Edamame, Karotten und Blumenkohl.

Hülsenfrüchte und Bohnen: Hülsenfrüchte und Bohnen wie Sojabohnen, Linsen, schwarze Bohnen, rote Bohnen, Kichererbsen/Kichererbsen, Kidneybohnen und Pintobohnen sind eine großartige Quelle für Protein, Ballaststoffe sowie die Vitamine B und E. Hülsenfrüchte und Bohnen senken nicht nur die Werte das Risiko für Darmkrebs, senken aber auch den Blutzucker und das Cholesterin.

Frischer Fisch: Eine Ernährung, die reich an Omega-3-Fettsäuren ist, kann helfen, Entzündungen im gesamten Körper zu reduzieren. Beispiele für diese Fische sind Hering, Makrele, Lachs, Sardinen und Thunfisch. Dies ist von Bedeutung, da anhaltende Entzündungen mit zahlreichen Krebsarten, einschließlich Dickdarmkrebs, in Verbindung gebracht werden, indem sie einen ständigen Zellumsatz verursachen.

Weisses Fleisch: Das Gewebewachstum und der Muskelaufbau hängen von einer ausreichenden Proteinversorgung ab. Es gibt jedoch eindeutige Hinweise darauf, dass rotes und verarbeitetes Fleisch – wie Peperoni, Hotdogs, Lammfleisch und Aufschnitt – ein höheres Risiko für Darmkrebs hat. Weißes Fleisch, einschließlich magerem/hautlosem Huhn und Truthahn, Tofu und Eier sind gesündere Alternativen.

Vollkorn: Vollkornprodukte passen gut zu frischem Fisch, weißem Fleisch und Eiern, da sie reich an Ballaststoffen sind. Brauner Reis, Tortillas, Haferflocken, Quinoa und Gerste sind die gesündeste Wahl.

Tagebuch: Probieren Sie Optionen mit weniger gesättigten Fetten wie Magermilch, fettarmem Käse und Milchalternativen (Lebensmittel auf Sojabasis und Nussmilch).

Getränke: Wählen Sie Getränke ohne Zuckerzusatz wie Wasser, grüner Tee, Kaffee und weißer Tee.

Darmkrebsprävention für Menschen mit hohem Risiko.

Bestimmte Medikamente können das Risiko für Darmkrebs oder Polypen verringern. Beispielsweise gibt es Hinweise darauf, dass die häufige Einnahme von Aspirin oder aspirinähnlichen

Medikamenten das Auftreten von Polypen und Dickdarmkrebs verringert. Es ist jedoch unklar, wie viel und wie lange erforderlich wäre, um das Darmkrebsrisiko zu senken. Der tägliche Gebrauch von Aspirin birgt bestimmte Gefahren, wie zum Beispiel Blutungen im Verdauungstrakt und Geschwüre.

Diese Möglichkeiten sind in der Regel auf diejenigen beschränkt, die ein hohes Risiko haben, an Darmkrebs zu erkranken. Es gibt nicht genügend Beweise für die Empfehlung dieser Medikamente für Personen mit einem durchschnittlichen Risiko für Darmkrebs.

Sprechen Sie mit Ihrem Ärzteteam über Ihre Risikofaktoren, wenn Sie ein überdurchschnittlich hohes Risiko für Darmkrebs haben, um herauszufinden, ob die Einnahme vorbeugender Medikamente für Sie sicher ist.

Aromatische Mischungen zur Vorbeugung von Darmkrebs

Studien deuten darauf hin, dass die in Gewürzen wie Zimt, Ingwer, Knoblauch, Kurkuma und Piment enthaltenen sekundären Pflanzenstoffe möglicherweise krebshemmende Eigenschaften haben. Fügen Sie beim Kochen diese Gewürze zu Ihrem Essen hinzu, um es gesünder zu machen. Denken Sie daran, dass eine

Prise oder ein Teelöffel Gewürze die Kraft haben, ein Gericht völlig zu verändern. Zu den Gewürzen gehören:

Kurkuma: Curcumin, der Inhaltsstoff, der Kurkuma seine gelbe Farbe verleiht, ist dafür verantwortlich, dass es zu einem der Gewürze mit den am besten erforschten krebshemmenden Eigenschaften gehört. In vitro (in Reagenzgläsern) durchgeführte Studien legen nahe, dass Curcumin möglicherweise chemopräventive Eigenschaften hat. Obwohl es aufgrund seiner blutplättchenhemmenden Eigenschaften mit vielen Chemotherapie-Medikamenten interagieren und das Blutungsrisiko erhöhen kann, gibt es einige vorläufige Hinweise darauf, dass es bei bestimmten Personen mit Kopf- und Halskrebs, Prostatakrebs oder Magen-Darm-Krebs einen klinischen Nutzen haben könnte. Dieses mild schmeckende Gewürz wird häufig in Mischungen für indische Currys verwendet. Darüber hinaus passt es gut zu Reisgerichten, Gemüse und Eiern.

Knoblauch: Knoblauch hat mehrere Phytobestandteile, aber einige haben starke krebshemmende Eigenschaften, wie z. B. SAC, Allicin, DAS, SAMC, DATS und DADS.

Aufgrund ihrer zahlreichen Angriffspunkte und ihrer geringen Toxizität haben sich einige aktive Metaboliten des Knoblauchs als entscheidend für das Absterben von Krebszellen erwiesen. Studien haben gezeigt, dass der Verzehr großer Mengen Knoblauch die

Häufigkeit von Darmkrebs senken kann, wahrscheinlich aufgrund der Chemikalien, die Schwefel enthalten. Zerdrücken oder hacken Sie frischen Knoblauch und lassen Sie ihn vor dem Kochen fünf bis zehn Minuten lang stehen, um Allicin zu bilden. Der Geschmack von Bohnen, Gemüse, Fleisch, Eintöpfen und Soßen wird durch eine kleine Menge Knoblauch verstärkt.

Ingwer: Man geht davon aus, dass Ingwer bei der Krebsbehandlung 10.000-mal wirksamer ist als eine Chemotherapie. Es ist ein natürlich vorkommendes Antioxidans, das Krebs bekämpft. Die Wirkstoffe 6-Gingerol und 6-Shogaol tragen nicht nur zur Abtötung von Krebszellen bei, sondern haben auch krebshemmende Eigenschaften gegen den Magen-Darm-Trakt. In der Ingwerwurzel sind eine Vielzahl wirksamer Substanzen wie Gingerol enthalten. Gingerole verwandeln sich beim Erhitzen oder Trocknen in andere Stoffe mit entzündungshemmenden und antioxidativen Eigenschaften. Ingwer hat ein starkes Aroma und schmeckt hervorragend in Backwaren, Tee, Suppen und Pfannengerichten.

Piment: Die getrockneten Beeren eines südamerikanischen Baumes sind die Quelle für Piment. Im Gegensatz zu seinem Namen handelt es sich hierbei nicht um eine Gewürzmischung. Piment enthält eine Fülle von sekundären Pflanzenstoffen, Phenolsäure und Flavonoiden. Untersuchungen deuten darauf hin, dass hohe Konzentrationen von Piment dazu beitragen können, das Wachstum von Krebs zu verhindern. Piment hat seinen Namen erhalten, weil es wie eine Mischung aus Muskatnuss, Nelken und Zimt schmeckt.

Zimt: Die getrocknete Baumrinde ist die Quelle für Zimt. Es gibt ihn in Pulverform oder als Stäbchen aus gekräuselter Rinde. Studien im Labor haben sich auf die krebshemmende Wirkung seines Hauptbestandteils Zimtaldehyd konzentriert. Dieses anpassungsfähige Gewürz, das am häufigsten beim Backen verwendet wird, schmeckt sowohl in herzhaften als auch in süßen Rezepten. Die potenziellen Vorteile von Zimt bei der Behandlung und Vorbeugung von Krebs wurden ausführlich erforscht. Insgesamt beschränkt sich die Forschung, die darauf hinweist, dass Zimtextrakte Krebs verhindern können, auf Experimente an Tieren und im Reagenzglas. Versuchen Sie, Eintöpfen oder Getränken mit den Zimtstangen Geschmack zu verleihen. Die Pulverversion verstärkt den Geschmack.

KAPITEL 9

Krebs und Stress

Das Überleben, die Diagnose und die Behandlung einer Krebserkrankung können äußerst anstrengend sein. Es wurde nachgewiesen, dass Stress die Bildung, Ausbreitung und Metastasierung von Tumoren beeinflusst. Obwohl auch andere immununabhängige Wege eine wichtige Rolle bei der Vermittlung der Auswirkungen von Stress auf Krebs spielen, ist das Immunsystem ein wichtiger Vermittler dafür, wie Stress die Entstehung von Krebs beeinflusst.

Die biologische Stressreaktion, die die Freisetzung von Substanzen im Kreislaufsystem und lokal im zentralen und peripheren Gewebe umfasst, ist die Art und Weise, wie sich ein Stressor auf den Ereigniskörper des Gehirns auswirken kann. Studien haben gezeigt, dass Stress sich negativ auf allgemeine Gesundheitsprobleme auswirken kann. Stress kann zu psychischen Problemen führen und sich auf die Annahme schädlicher Verhaltensweisen auswirken.

Untersuchungen zeigen, dass Personen mit Langzeitstress häufig anfälliger für Symptome von Angstzuständen, Depressionen, Essattacken oder übermäßigem Essen sind und ein unproduktives Leben führen. Längerer Stress kann sogar zu körperlichen

Symptomen wie Müdigkeit, Kopfschmerzen und Schlaflosigkeit führen. Das ist nicht nur potenziell schädlich, sondern neue Forschungsergebnisse deuten auch darauf hin, dass Stress zur Entstehung von Krebs beitragen kann. Chronischer Stress, auch Langzeitstress genannt, kann den Körper körperlich verändern. Chronischer Stress kann die Fähigkeit eines Tumors, zu wachsen und sich auszubreiten, beeinträchtigen, auch wenn nicht nachgewiesen wurde, dass er das Krebsrisiko erhöht. Eine Mitschuld daran dürfte wohl die Ausschüttung von Noradrenalin tragen. Ein mit Stress verbundenes Hormon ist Noradrenalin.

Strategien zur Stressreduzierung

Körperliche Aktivität in nahezu jeder Form kann als Stressabbau dienen. Sport ist eine großartige Möglichkeit, sich zu entspannen, auch wenn Sie nicht sportlich oder in guter körperlicher Verfassung sind.

Ihre Wohlfühlendorphine und andere natürlich vorkommende Gehirnchemikalien, die Ihr Wohlbefinden verbessern, können durch körperliche Aktivität gesteigert werden. Ein weiterer Vorteil von Bewegung besteht darin, dass Sie Ihren Geist wieder auf die Aktivitäten Ihres Körpers konzentrieren können. Durch diese Neuausrichtung kann sich Ihre Einstellung verbessern und die Ärgernisse des Tages können nachlassen. Gehen Sie also in

Bewegung und machen Sie alles Mögliche: Gehen Sie spazieren, joggen Sie, arbeiten Sie im Garten, putzen Sie Ihr Zuhause, fahren Sie Fahrrad, schwimmen Sie, heben Sie Gewichte oder machen Sie den Staubsauger.

1. Suchen Sie nach einem humorvollen Blickwinkel.

Forscher haben herausgefunden, dass Lachen, genau wie Sport, Endorphine freisetzt. Ein guter Sinn für Humor ist kein Allheilmittel für alle Probleme. Selbst wenn Sie durch Ihre Mürrischkeit ein Lachen vortäuschen müssen, kann es Ihnen helfen, sich besser zu fühlen. Lachen hilft, geistige Erschöpfung zu lindern. Auch positive körperliche Veränderungen im Körper werden dadurch induziert. Lachen führt dazu, dass Ihre Stressreaktion aufflammt und dann wieder abklingt. Wenn es darum geht, Stress abzubauen, kann es hilfreich sein, mit seinen albernsten Freunden abzuhängen oder sich auf YouTube zu verlieren. Genießen Sie also eine unbeschwerte Lektüre oder Erzählung, das Ansehen von Comics oder die Zeit, die Sie mit Ihren humorvollen Freunden verbringen.

2. Übe Meditation

Sie beruhigen den chaotischen Gedankenfluss, der während der Meditation Ihren Kopf überfluten und Ihnen Stress bereiten könnte. Ein Zustand des Gleichgewichts, der Ruhe und der Ruhe, den Sie durch Meditation erreichen können, kann sowohl Ihrer allgemeinen als auch Ihrer geistigen Gesundheit zugute kommen. Wir können unser Wohlbefinden durch Meditation verbessern.

Sie können überall und jederzeit an geführter Meditation, geführter Bildsprache, Achtsamkeit, Visualisierung und anderen Arten der Meditation teilnehmen. Sie können zum Beispiel meditieren, während Sie spazieren gehen, mit dem Bus zur Arbeit fahren oder in der Arztpraxis warten. Sie können tiefes Atmen auch überall üben.

3. Interagieren Sie mit anderen Menschen.

Es könnte für Sie eine gute Idee sein, sich zu isolieren, wenn Sie verärgert und ängstlich sind. Bauen Sie stattdessen soziale Beziehungen auf und treten Sie mit Ihren Lieben in Kontakt. Ein einzelner unterstützender Freund kann einen erheblichen Einfluss haben.

Soziale Interaktion kann Ihnen helfen, mit den Höhen und Tiefen des Lebens umzugehen, Unterstützung zu bieten und als Ablenkung zu fungieren, was alles ein wirksamer Stressabbau sein kann.

Haben Sie mehr Zeit? Um gleichzeitig anderen und sich selbst zu helfen, sollten Sie darüber nachdenken, sich ehrenamtlich für eine Wohltätigkeitsorganisation zu engagieren.

4. Werden Sie selbstbewusst.

Auch wenn es schön wäre, alles zu tun, ist es mit Kosten verbunden. Sie können Ihre To-Do-Liste und Ihren Stresspegel besser kontrollieren, indem Sie die Fähigkeit entwickeln, Nein zu sagen und bereit zu sein, zu delegieren. Beim Streben nach Wohlbefinden sind gesunde Grenzen von entscheidender Bedeutung. Jeder hat Grenzen, sowohl emotionale als auch physische.

Akzeptieren scheint die einfache Lösung zu sein, um Harmonie aufrechtzuerhalten, Konfrontationen zu vermeiden und die anstehende Aufgabe zu erledigen. Da Ihre Bedürfnisse und die Ihrer Familie an zweiter Stelle stehen, könnte dies stattdessen zu einem inneren Konflikt in Ihnen führen. Sich selbst an die letzte Stelle zu setzen, kann zu Anspannung, Wut, Bitterkeit und sogar dem Wunsch nach Vergeltung führen. Und das ist keine sehr gelassene und gelassene Antwort. Denken Sie daran, dass Sie an erster Stelle stehen.

5. Übe Yoga.

Yoga ist aufgrund seiner Abfolge von Körperhaltungen und Atemtechniken eine beliebte Methode zum Stressabbau. Yoga kombiniert geistige und körperliche Übungen, die Ihnen dabei helfen können, Körper und Geist in Einklang zu bringen. Sie können Anspannung und Angst abbauen, indem Sie Yoga praktizieren.

Nehmen Sie an einem Kurs teil oder probieren Sie Yoga auf eigene Faust aus. Kurse gibt es überall. Insbesondere aufgrund der sanfteren Posen und des langsameren Tempos ist Hatha-Yoga eine hervorragende Möglichkeit, Verspannungen zu lösen.

6. Gönnen Sie sich ausreichend Ruhe.

Angst kann das Einschlafen erschweren. Ihre Schlafqualität könnte negativ beeinflusst werden, wenn Sie zu viel zu erledigen haben und zu viel im Kopf haben. Im Schlaf regenerieren sich Körper und Geist jedoch.

Ihre Einstellung, Ihr Energieniveau, Ihre Konzentrationsfähigkeit und Ihre allgemeine Leistungsfähigkeit können alle davon beeinflusst werden, wie gut und wie lange Sie schlafen. Stellen Sie sicher, dass Sie ein friedliches, beruhigendes Zubettgehritual haben, wenn Sie Probleme mit dem Schlaf haben. Halten Sie eine Routine ein, legen Sie Telefone und iPads weg, sorgen Sie dafür, dass Ihr Schlafplatz kalt, dunkel und ruhig ist, und hören Sie beruhigende Musik.

7. Beobachten Sie das Journaling

Aufgestaute Emotionen können manchmal gelöst werden, indem man seine Gedanken und Gefühle aufschreibt. Lassen Sie es geschehen, ohne vorher zu überlegen, was Sie schreiben sollen. Notieren Sie alles, was Ihnen einfällt. Niemand sonst muss es lesen. Streben Sie daher nicht nach einer einwandfreien Rechtschreibung oder Zeichensetzung.

Schreiben Sie Ihre Ideen auf oder stellen Sie sie einfach auf den Computerbildschirm. Wenn Sie fertig sind, können Sie entweder löschen, was Sie geschrieben haben, oder es für eine spätere Betrachtung aufbewahren.

8. Seien Sie einfallsreich und melodisch.

Das Spielen oder Hören von Musik kann Ihnen beim Entspannen helfen. Es kann Verspannungen in den Muskeln lösen, den Geist ablenken und Stresschemikalien reduzieren. Erhöhen Sie die Lautstärke und lassen Sie sich vom Lied völlig fesseln.

Wenn Sie sich nicht für Musik interessieren, konzentrieren Sie sich auf eine andere Freizeitbeschäftigung, die Ihnen gefällt. Versuchen Sie es zum Beispiel mit Nähen, Gartenarbeit, Lesen oder Zeichnen. Versuchen Sie auch alles, was Sie dazu zwingt, sich auf das zu konzentrieren, was Sie tun, und nicht auf das, was Sie Ihrer Meinung nach tun sollten.

9. Besprechen Sie es.

Stress hat die Fähigkeit, Maulwurfshügel in Berge zu verwandeln. Besonders herausfordernd kann die Stressbewältigung sein, wenn das Gehirn überlastet ist. Versuchen Sie, mit einem engen Freund oder sogar vor dem Spiegel darüber zu sprechen. Sich über unangenehme Gedanken zu informieren, kann dazu beitragen, dass das Gehirn sie richtig verarbeitet.

10. Geben Sie Ihren Lieblingssachen etwas Zeit.

Hobbys können Menschen helfen, sich zu entspannen, unabhängig davon, ob ihr Stress durch die Bewältigung von Veränderungen in ihrem Leben oder durch das Gefühl, überlastet zu sein, entsteht. Eine einfache Methode, Selbstliebe zu üben und dem Körper dabei zu helfen, Stress abzubauen, besteht darin, sich Zeit für Ihre Lieblingsbeschäftigungen zu nehmen.

Wenn Selbstpflegetechniken Ihnen nicht dabei helfen, den Stress zu reduzieren, oder wenn Sie Schwierigkeiten haben, mit neuen Belastungen umzugehen, sollten Sie eine Therapie oder Beratung in Betracht ziehen. Darüber hinaus kann die Suche nach einer Therapie sinnvoll sein, wenn Sie sich hilflos oder festgefahren fühlen. Wenn Sie sich viele Sorgen machen, Ihren Tagesablauf nicht einhalten können oder Verpflichtungen bei der Arbeit, zu

Hause oder in der Schule nicht nachkommen, sollten Sie auch eine Beratung in Betracht ziehen.

Mithilfe lizenzierter Berater oder Therapeuten können Sie sich neue Bewältigungsmechanismen aneignen und die Ursachen Ihres Stresses identifizieren.

KAPITEL 10

ABSCHLUSS

Brooke erfuhr in ihren Fünfzigern, dass Darmkrebs eine ernste Angelegenheit ist und etwas, das sie mit Willenskraft, Ermutigung und einem neuen Sinn für Zielstrebigkeit überwinden kann. Sogar die gesündesten unter uns müssen gelegentlich auf das Flüstern der unvorhergesehenen Hindernisse im Leben achten, wie sie ihre Gemeinde bei der Gartenarbeit erinnerte.

Collins beschloss, sein Leben der Sensibilisierung für Darmkrebs zu widmen, nachdem er von seiner persönlichen Erfahrung und dem Trost, den die Früherkennung mit sich bringt, bewegt war. Er arbeitete als Freiwilliger für Krebsorganisationen in der Nachbarschaft, berichtete in Schulen und bei Gemeindeversammlungen von seinen Erfahrungen und inspirierte andere dazu, Verantwortung für ihre Gesundheit zu übernehmen und sich mit ihrer Familiengeschichte auseinanderzusetzen.

Das Engagement von Collins, häufig Vorführungen durchzuführen, hat sich im Laufe der Zeit ausgezahlt. Es half ihm nicht nur, seine Gesundheit zu bewahren, sondern gab seiner Familie auch einen Hoffnungsschimmer und

Widerstandskraft. Mit dem Wissen, dass Früherkennung und Behandlung ihre Zukunft verändern könnten, schien das genetische Erbe von Darmkrebs nicht mehr unüberwindbar zu sein.

Collins' Geschichte stellte ein unerschütterliches Engagement für die Gesundheit und die Wirksamkeit der Früherkennung und Prävention dar. Er war ein lebendiges Beispiel dafür, wie eine ernsthafte Behandlung von Darmkrebs einen großen Unterschied machen kann, selbst angesichts des angeborenen Risikos. Mark verwandelte sich in einen Verteidiger der Gesundheit und ebnete den Weg für eine bessere, krebsfreie Zukunft in einer Familie, die zuvor von der Krankheit geplagt worden war.

Darmkrebs ist kein Todesurteil. Es ist kein Urteil, das Ihnen auferlegt wird. Obwohl es ein Kampf ist, können wir ihn gemeinsam meistern. Auf diesen Seiten haben Sie den Wert der Prävention und die Stärke der Früherkennung kennengelernt. Sie wissen jetzt, dass Handeln der beste Weg zur Bekämpfung dieser Krankheit sein kann und dass Wissen Ihr stärkstes Werkzeug ist.

Sie können Ihr Risiko, an Darmkrebs zu erkranken, deutlich senken, indem Sie fundierte Entscheidungen treffen. Sie können regelmäßige Vorsorgeuntersuchungen, Stressbewältigung,

Bewegung und eine nahrhafte Ernährung erreichen. Sie sind der Schöpfer Ihrer Zukunft und der Beschützer Ihrer Gesundheit. In diesem Kampf sind Ihre Freunde und Familie Ihre Verbündeten.

Denken Sie beim Weglegen dieses Buches daran, dass Prävention ein lebenslanges Engagement erfordert. Halten Sie sich an die Vorsorgeuntersuchungen, führen Sie einen gesunden Lebensstil und fördern Sie das Bewusstsein Ihrer sozialen Gruppen. Geben Sie das, was Sie gelernt haben, an andere weiter. Wissen ist wirklich Macht.

Obwohl unsere gemeinsame Reise hier auf diesen Seiten zu Ende geht, steht Ihr Weg in eine krebsfreie, gesündere Zukunft erst am Anfang. Gehen Sie diesem Problem mit Zuversicht entgegen und wissen Sie, dass Sie über die Mittel und das Fachwissen verfügen, um Ihre Lieben und sich selbst zu schützen. Übernehmen Sie die Verantwortung für Ihr Wohlbefinden und lassen Sie uns gemeinsam eine Zukunft schaffen, in der Darmkrebs der Vergangenheit angehört.

Ihr Engagement für die Prävention ist ein Strahl des Optimismus und eine Garantie für bessere, gesündere Zeiten in der Zukunft.

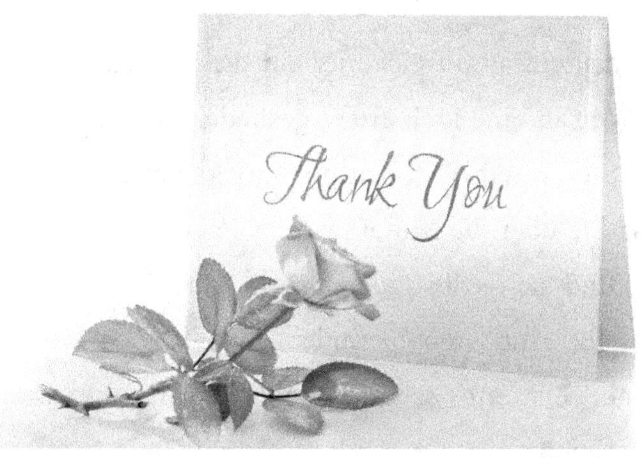
Thank You

www.ingramcontent.com/pod-product-compliance
Lightning Source LLC
Chambersburg PA
CBHW070847250726
48662CB00003B/1413